essentials

essentials liefern aktuelles Wissen in konzentrierter Form. Die Essenz dessen, worauf es als „State-of-the-Art" in der gegenwärtigen Fachdiskussion oder in der Praxis ankommt. *essentials* informieren schnell, unkompliziert und verständlich

- als Einführung in ein aktuelles Thema aus Ihrem Fachgebiet
- als Einstieg in ein für Sie noch unbekanntes Themenfeld
- als Einblick, um zum Thema mitreden zu können

Die Bücher in elektronischer und gedruckter Form bringen das Expertenwissen von Springer-Fachautoren kompakt zur Darstellung. Sie sind besonders für die Nutzung als eBook auf Tablet-PCs, eBook-Readern und Smartphones geeignet. *essentials:* Wissensbausteine aus den Wirtschafts-, Sozial- und Geisteswissenschaften, aus Technik und Naturwissenschaften sowie aus Medizin, Psychologie und Gesundheitsberufen. Von renommierten Autoren aller Springer-Verlagsmarken.

Weitere Bände in der Reihe http://www.springer.com/series/13088

Hanna Christiansen · Bernd Röhrle ·
Julia Fahrer · Markus Stracke ·
Lisa-Marie Dobener

Kinder von Eltern mit psychischen Erkrankungen

State of the Art für Psychotherapeutinnen, Pädiaterinnen, Pädagoginnen

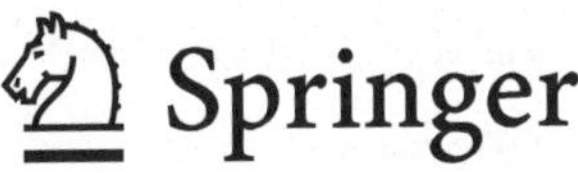

Hanna Christiansen
Philipps University Marburg
Marburg, Deutschland

Julia Fahrer
Marburg, Deutschland

Lisa-Marie Dobener
Marburg, Deutschland

Bernd Röhrle
Reutlingen, Deutschland

Markus Stracke
Marburg, Deutschland

ISSN 2197-6708   ISSN 2197-6716   (electronic)
essentials
ISBN 978-3-658-30518-5   ISBN 978-3-658-30519-2   (eBook)
https://doi.org/10.1007/978-3-658-30519-2

Die Deutsche Nationalbibliothek verzeichnet diese Publikation in der Deutschen Nationalbibliografie; detaillierte bibliografische Daten sind im Internet über http://dnb.d-nb.de abrufbar.

Planung/Lektorat: Monika Radecki
Springer ist ein Imprint der eingetragenen Gesellschaft Springer Fachmedien Wiesbaden GmbH und ist ein Teil von Springer Nature.
Die Anschrift der Gesellschaft ist: Abraham-Lincoln-Str. 46, 65189 Wiesbaden, Germany

Was Sie in diesem *essential* finden können

- Einen wissenschaftlichen Überblick über Prävalenzen und Auswirkungen für Kinder, deren Eltern psychisch erkrankt sind
- Eine Zusammenfassung der verschiedenen Ebenen und Komponenten der transgenerationalen Transmission psychischer Störungen
- Eine Zusammenfassung und Diskussion präventiver Programme und Interventionen für Kinder psychisch erkrankter Eltern und deren Familien
- Eine prägnante Darlegung der aktuellen Forschungsbefunde
- Eine Auseinandersetzung mit metaanalytischen Ergebnissen

Inhaltsverzeichnis

Einleitung

1

Kinder von Eltern mit psychischen Erkrankungen haben ein erhöhtes Risiko, selber psychische Störungen zu entwickeln. Die Zahl betroffener Familien ist hoch und die Belastungen für die Beteiligten können gravierend sein. Gleichzeitig gibt es für diese Zielgruppe in der BRD kaum präventive Interventionsangebote. Zudem sind Studien selten, die die Mechanismen und Interventionsmöglichkeiten im Zusammenhang mit der transgenerationalen Transmission psychischer Störungen untersuchen.

1.1 Epidemiologische Hinweise: Anzahl psychisch erkrankter Eltern

Nach nationalen Schätzungen leben in Deutschland ca. 25 % der Kinder und Jugendlichen mit einem psychisch erkrankten Elternteil zusammen. Diese Schätzung entspricht internationalen Daten (Fraser, James, Anderson, Lloyd, & Judd, 2006; Maybery & Reupert, 2018; Pretis, & Dimova, 2008). Insgesamt sind ca. 15 % der betroffenen Kinder in Deutschland unter drei Jahre alt; ca. 500.000 bis 600.000 Säuglinge und Kleinkinder unter drei Jahren wachsen mit einem psychisch erkrankten Elternteil auf. Allerdings liegen für Deutschland keine repräsentativen Daten vor, sodass die Prävalenzzahlen je nach Studienpopulation sehr stark schwanken (9–61 %) (Lenz, 2007; Mattejat & Remschmidt, 2008). D. h., die epidemiologischen Angaben zur Zahl psychisch erkrankter Eltern streuen also nicht nur erheblich, sondern beruhen zudem auf selegierten Patientenpopulationen und geben so das tatsächliche Risiko der Kinder psychisch erkrankter Eltern, selbst psychisch zu erkranken, nicht hinreichend genau wieder. Dies verdeutlicht, dass in der klinischen Praxis bislang

© Der/die Herausgeber bzw. der/die Autor(en), exklusiv lizenziert durch Springer Fachmedien Wiesbaden GmbH, ein Teil von Springer Nature 2020
H. Christiansen et al., *Kinder von Eltern mit psychischen Erkrankungen,*
essentials, https://doi.org/10.1007/978-3-658-30519-2_1

nicht regelhaft bei der Behandlung erwachsener Patienten mit psychischen Erkrankungen nach Kindern gefragt wird: dies ist ein zentrales „Identifikationsproblem".

1.2   Auswirkungen auf die Kinder psychisch erkrankter Eltern

Die Folgen für die psychische Gesundheit und die Entwicklung der Kinder sind beachtlich. Dafür sprechen mehrere Meta-Analysen, die in Abhängigkeit von der Art der elterlichen psychischen Erkrankung und dem Geschlecht über die Höhe des psychopathologischen Risikos für die Kinder berichten (Connell & Goodman, 2002; Goodman et al., 2011; Kane & Garber, 2004; La Palme, 1997; Van Santvoort, 2015). Bei Connell und Goodman (Connell & Goodman, 2002) ergaben sich in Hinsicht auf Zusammenhänge zwischen väterlicher bzw. mütterlicher Psychopathologie und kindlichen externalisierenden und internalisierenden Verhaltensproblemen kleine Effektstärken (r) in Höhe von 0.14 bis 0.18. D. h., dass die Problemverhaltensweisen der Kinder zwar mit der elterlichen Psychopathologie zusammenhängen, dies aber nicht in einem hohen Maße. **Höhere Zusammenhänge** lassen sich für geschlechtshomogene Gruppen finden. Ist die biologische Abstammung der Kinder von ihren Eltern eindeutig, erhöhen sich die Maße für Zusammenhänge zwischen elterlicher und kindlicher Psychopathologie und liegen dann im mittleren Bereich ($r = 0.27$ bis 0.32) (Kane & Garber, 2004; Lenz & Schulz, 2008).

Zudem unterscheiden sich Art, Rate und Beginn psychischer Störungen zwischen Jungen und Mädchen, wobei sich Jungen durch einen eher frühen Beginn und externalisierende Störungen (z. B. ADHS, Störungen des Sozialverhaltens/mit oppositionellem Trotzverhalten) und Mädchen durch einen späteren Beginn und eher internalisierende Störungen (z. B. Depression, Angststörungen, Essstörungen) auszeichnen (van Santvoort et al., 2015). Weiter gibt es Hinweise auf geschlechtsspezifische Transmissionsmechanismen: Die Töchter von depressiv erkrankten Müttern weisen eher internalisierende Störungen auf, wohingegen deren Söhne eher externalisierende Störungen zeigen (Lovejoy, Graczyk, O'Hare, & Neuman, 2000; Wilson & Durbin, 2010).

Unabhängig von diesen meta-analytisch fundierten Ergebnissen, entwickeln zwischen 41–77 % der Kinder schwere psychische Störungen im Verlauf ihres Lebens (Hosman, van Doesum, & van Santvoort, 2009; Kersten-Alvarez, Hosman, Riksen-Walraven, van Doesum, & Hoefnagels, 2011; Kessler et al., 2005; Wille, Bettge, & Ravens-Sieberer, 2008). Im Vergleich zur Gesamtbevölkerung ist das Risiko, psychisch zu erkranken für diese Kinder je nach Störung der Eltern bis zu achtfach erhöht (Hosman, van Doesum, & van Santvoort, 2009). Dies zeigt sich bereits im Kindes- und Jugendalter: 48.3 % der Patienten in kinder- und jugendpsychiatrischer Behandlung haben ein Elternteil mit einer schweren psychischen Störung (Mattejat & Remschmidt, 2008).

Es kommt hinzu, dass die elterlichen Erkrankungen mit einer Vielzahl von Entwicklungsrisiken für die Kinder einhergehen, bis hin zu einer erhöhten Mortalitätsrate. In einer Studie, die die Basisdokumentationsdaten von drei großen psychosomatischen Fachklinken auswertete, zeigten 15–38 % der Kinder psychisch erkrankter Eltern bereits selbst wieder psychische Auffälligkeiten (Christiansen, 2012a). Zu diesen Risiken verstärkenden Folgen gehören unsichere Bindungsmuster, Entwicklungsverzögerungen und –störungen und eine insgesamt schlechtere schulische Leistung bzw. soziale Anpassung. Die fehlende Identifikation der Kinder geht also mit einem **„Präventionsproblem"** einher: die Kinder der psychisch erkrankten Eltern werden nicht erkannt, sodass ihnen keine präventive Unterstützung zuteil wird, die zu einer Unterbrechung der transgenerationalen Transmission psychischer Erkrankungen beitragen könnte.

Transgenerationale Transmission 2

Wie kommt es zu diesen erhöhten Raten psychischer Erkrankungen und Auffälligkeiten bei den Kindern psychisch erkrankter Eltern? Welche Risikofaktoren wirken sich wie auf die kindliche Entwicklung aus, sodass es zu Störungen kommen kann? Aufbauend auf dem Modell von Goodman und Gotlib (Goodman & Gotlib, 1999) haben Hosman et al. (Hosman, van Doesum, & van Santvoort, 2009) dazu ein Modell der transgenerationalen Transmission psychischer Störungen aufgestellt. Danach werden zunächst vier große Bereiche (vgl. Abb. 2.1) unterschieden: 1) die elterliche Ebene, 2) die familiäre Ebene, 3) die Kindebene und 4) die Ebene des sozialen Umfeldes, die mit ihren jeweiligen Systemen miteinander interagieren. Weiter werden fünf Transmissionsmechanismen differenziert und zwar 1) genetische, 2) pränatale, 3) die Eltern-Kind-Interaktion, 4) familiäre und 5) soziale Einflüsse außerhalb der Familie. Die kindlichen Entwicklungsphasen werden berücksichtigt und es wird angenommen, dass mit jeder Entwicklungsphase spezifische Prozesse und Aufgaben verbunden sind, die spezifisch mit den vier Ebenen und fünf Transmissionsmechanismen interagieren. Schließlich werden die Konzepte der Äqui- und Multifinalität, Spezifität und Konkordanz in dem Modell berücksichtigt. Damit ist gemeint, dass eine spezifische Störung das Resultat verschiedener Ursachen sein kann (Äquifinalität) bzw. ein spezifischer Risikofaktor sich auf unterschiedlichste Weise manifestieren kann (Multifinalität); konkordante Zusammenhänge (Eltern und Kind weisen die gleiche Störung auf), zeigen sich insbesondere für Angsterkrankungen und spezifische gehen davon aus, dass sich eine spezifische elterliche Störung in einer spezifischen kindlichen Störung äußert (van Santvoort et al., 2015).

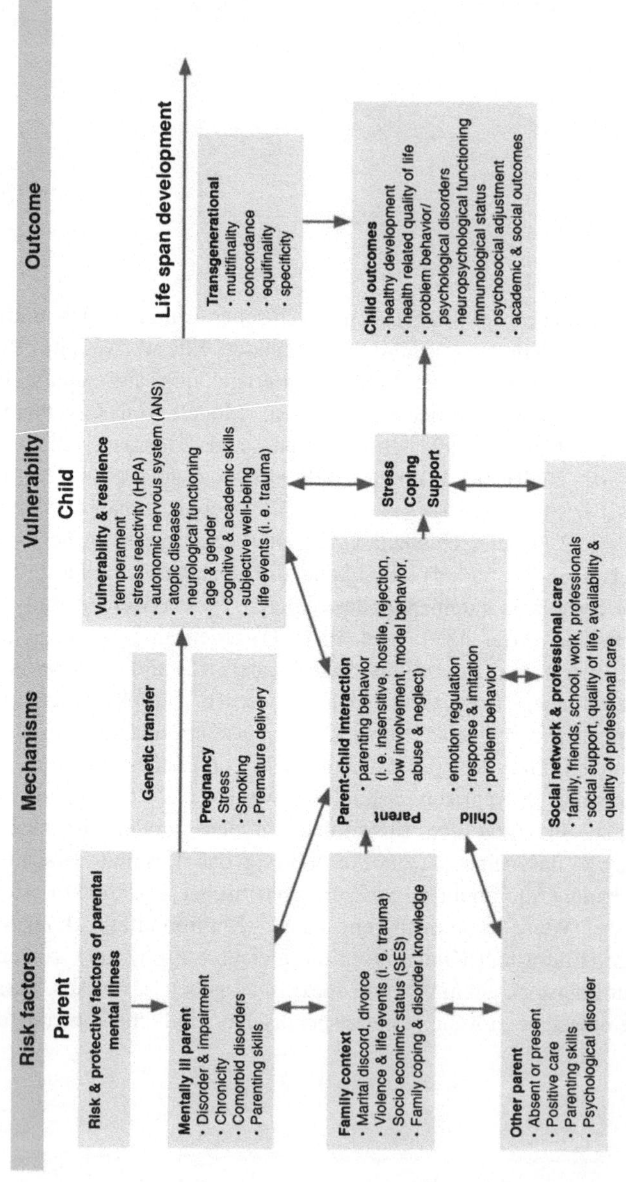

Abb. 2.1 Transgenerationales Transmissionsmodell

2.1   Elternebene

Unabhängig von der erzieherischen Verantwortung sind Eltern mit psychischen Störungen allein schon aufgrund ihrer Erkrankung stark belastet. Mit der psychischen Störung sind in der Regel ein niedriger Selbstwert sowie ein sehr starker Selbstfokus verbunden. Die Erziehung von Kindern stellt daher für diese Eltern eine zusätzliche extreme Herausforderung und Belastung, wenn nicht sogar eine Überforderung dar. Die Interaktion mit den Kindern ist häufig gestört, die Bedürfnisse – auch Grundbedürfnisse – der Kinder können teilweise nicht adäquat wahrgenommen und befriedigt werden. Dies wird insbesondere bei ungünstigen Verläufen und bei Komorbiditäten deutlich. Verschiedene Studien konnten zeigen, dass Kinder von Eltern mit rezidivierenden oder chronischen Störungen ein zusätzlich erhöhtes Risiko haben, selber zu erkranken, im Vergleich zu Kindern, deren Eltern nur eine isolierte Episode durchlaufen haben (Ashman, Dawson, & Panagiotides, 2008; Ashman, Dawson, Panagiotides, Yamada, & Wilkinson, 2002; Beardslee, Keller, Lavori, Staley, & Sacks, 1993; Beardslee, Schultz, & Selman, 1987; Foster et al., 2008, 2008; Halligan, Murray, Martins, & Cooper, 2007; Horwitz, Briggs-Gowan, Storfer-Isser, & Carter, 2007). Weiter haben Kinder von Eltern, die an mehreren Störungen erkrankt sind ebenfalls ein größeres Erkrankungsrisiko im Vergleich zu Eltern, die an einer isolierten Störung leiden (Goodman, 2007; Kim-Cohen, Caspi, Rutter, Tomás, & Moffitt, 2006). In verschiedenen Studien konnte ferner gezeigt werden, dass Kinder ebenfalls einem erhöhten Risiko ausgesetzt sind, wenn beide Eltern psychisch erkrankt sind (Bijl, Cuijpers, Smit, 2002; Birmaher, Axelson, Monk, Kalas, Goldstein, Hickey, et al., 2009; Clark, Cornelius, Wood, & Vanyukov, 2004; Stelzig-Schöler, Hasselbring, Yazdi, Thun-Hohenstein, Stuppäck, & Aichhorn, 2011).

Im Mittelpunkt der Betrachtungen zu den Wirkmechanismen werden genetische Faktoren relevant und Faktoren wie die assortative Paarung. Darunter versteht man die Bevorzugung von Partnern, die einem selber sehr ähnlich sind, sodass dann u. U. genetische Risikofaktoren von beiden Eltern zum Tragen kommen können (Mattejat & Remschmidt, 2008). Beginnt die elterliche Erkrankung vor dem 30. Lebensjahr, erhöht sich das Erkrankungsrisiko für die Kinder drastisch und auch hier wird angenommen, dass zum einen genetische Faktoren zum Tragen kommen und sich zum anderen aversive psychosoziale Lebensumstände, wie sie z. B. mit Teenagerschwangerschaften in Zusammenhang gebracht werden, negativ auswirken (Kluth, Stern, Trebes, & Freyberger, 2010; Wickramaratne, & Weissman, 1998).

2.2   Familiäre Faktoren

Ein vielfach replizierter Befund zeigt, dass elterliche psychische Störungen oftmals mit reduzierten elterlichen Fähigkeiten insbesondere geringerer Feinfühligkeit, und reduzierten Erziehungskompetenzen zusammenhängen. Diese begünstigen die Entwicklung von Bindungsstörungen sowie Beeinträchtigungen der Emotionsregulation und führen langfristig zu internalisierenden und externalisierenden Störungen der Kinder (Bifulco, Moran, Ball, Jacobs, Bunn, et al., 2002; Duggal, Carlson, Sroufe, & Egeland, 2001; Elgar, Mills, McGrath, Waschbusch, & Brownridge, 2007; Harnish, Dodge, & Valente, 1995; Hipwell, Goossens, Melhuish, & Kumar, 2000; Leinonen, Solantaus, & Punamaki, 2003; Lovejoy et al., 2000; Maughan, Cicchetti, Toth, & Rogosch, Murray, Cooper, & Hipwell, 2003; Rogosch, Cicchetti, & Toth, 2004). Pathologisches elterliches Modell- und Bewältigungsverhalten kann dazu führen, dass dieses von den Kindern übernommen wird und Kinder dann z. B. selber psychotrope Substanzen zur Emotionsregulation nutzen (Chronis et al., 2007; Sidebotham, & Heron, 2006). Und schließlich konnte in verschiedenen Studien gezeigt werden, dass familiäre Disharmonie, häusliche Gewalt, finanzielle Schwierigkeiten und kritische Lebensereignisse wie z. B. der Verlust eines Elternteils die Auswirkungen der elterlichen psychischen Erkrankung auf die Kinder weiter verstärken und zu ungünstigeren Entwicklungsausgängen der Kinder beitragen können (Ashman, Dawson, & Panagiotides, 2008; Ashman, Dawson, Panagiotides, Yamada, & Wilkinson, 2002; Beardslee, Schultz, & Selman, 1987; Foster et al., 2008; Halligan, Murray, Martins, & Cooper, 2007; Horwitz, Briggs-Gowan, Storfer-Isser, & Carter, 2007; Wille et al., 2008).

2.3   Faktoren auf der Kinderebene

Vulnerable Kinder zeichnen sich gegenüber resilienten durch eine Reihe von vermittelnden Faktoren aus, die ihr Erkrankungsrisiko erhöhen. Z. B. wurde Delinquenz mit den Temperamentsfaktoren einer hohen Verhaltensaktivierung, geringen Hemmung und sozialen Ansprechbarkeit in Verbindung gebracht. Störungen in der emotionalen Entwicklung/geringe Emotionsregulationsfertigkeiten, erhöhte Stressreaktivität, unsichere Bindung, negativer Selbstwert, geringe kognitive und soziale Fertigkeiten sowie ein geringes Wissen über die elterliche psychische Erkrankung sind weitere Faktoren, die mit einem erhöhten Entwicklungsrisiko für Verhaltensauffälligkeiten der Kinder einhergehen (Beardslee, Versage, & Gladstone, 1998; Goodman & Gotlib, 1999; Gopfert, Webster, & Seeman, 2004; Hosman, van Doesum, & van Santvoort, 2009; van Ijzendoorn, Goldberg, Kroonenberg, & Frenkel, 1992). Im 13. Kinder- und Jugendbericht wird festgestellt, dass betroffene Kinder oft nicht über die elterliche Erkrankung aufgeklärt werden und dies u. a. zu Schuldgefühlen und Ängsten führen kann. Die vertrauten, bekannten Eltern zeigen für die Kinder fremde, nur schwer verständliche Verhaltensweisen und werden für sie „unverstehbar". Insbesondere Symptome der Eltern, wie z. B. die erhöhte Reizbarkeit und gedrückte Stimmung bei Depression oder impulsive Durchbrüche bei Substanzabhängigkeiten, Persönlichkeitsstörungen oder Aufmerksamkeitsdefizit-/ Hyperaktivitätsstörungen (ADHS) des Erwachsenenalters, werden von den Kindern oftmals als Reaktionen auf ihr eigenes Verhalten interpretiert. Die Kinder nehmen an, dass sie etwas falsch gemacht haben und die Mutter/der Vater deshalb wütend, ärgerlich, reizbar oder zurückgezogen und traurig ist (Christiansen, 2012b).

2.4 Umwelt-/Kontextfaktoren

Armut/prekäre Lebensbedingungen und soziale Ungleichheit (Fratzscher, 2016) sind mit höheren Raten psychischer Störungen sowohl der Eltern als auch der Kinder assoziiert, wie auch z. B. das Aufwachsen in einem schlecht situierten Stadtteil, eine geringe Schulqualität, fehlende soziale Unterstützung und Stigmatisierung (Überblick in: (Goodman & Gotlib, 1999; Hosman, van Doesum, & van Santvoort, 2009; Lenz, & Schulz, 2008; O'Connell, 2008; Rutter, 1999, 2009)). Demgegenüber konnten Costello et al. (Costello, Compton, Keeler, & Angold, 2003) zeigen, dass Verbesserungen im Einkommen im vier Jahres Verlauf längsschnittlich mit einer Reduktion psychischer Störungen der Kinder einhergingen.

In der Bella-Studie, dem Modul zur psychischen Gesundheit des Kinder- und Jugendsurveys zur Gesundheit von Kindern und Jugendlichen in Deutschland (Wille et al., 2008) sowie in einer großen epidemiologischen Studie von Kessler et al. (Kessler et al., 2010) konnte nachgewiesen werden, dass die identifizierten Risikofaktoren (s. o.) kummulieren, d. h. je mehr vorliegen, desto höher ist die Rate psychischer Störungen und Auffälligkeiten bei den Kindern und Jugendlichen.

2.5   Schutzfaktoren

Ebenfalls auf den vier Ebenen (Eltern, Kind, Familie, Umwelt) des transgenerationalen Transmissionsmodells von Hosman et al. (2009) werden analog zu den Risikofaktoren empirisch relevante Schutzfaktoren benannt. Viele der Schutzfaktoren sind das Gegenteil der genannten Risikomerkmale, wie z. B. positive Temperamentsmerkmale (robust, aktiv, offen, kontaktfreudig) oder gute Emotionsregulationsfertigkeiten des Kindes. Insbesondere die altersadäquate Aufklärung der Kinder über die elterliche Störung hat sich dabei als bedeutsamer Schutzfaktor erwiesen. Auf der elterlichen Ebene ist aber auch die angemessene Behandlung der elterlichen Störung zentral, auf familiärer und netzwerkbezogener Ebene die gemeinsame Krankheitsbewältigung und Kommunikation. In Hinsicht auf das soziale Umfeld der betroffenen Familien hat sich vor allem die soziale Unterstützung aber auch die Zugänglichkeit zu Versorgungsdiensten als ein zentraler Schutzfaktor erwiesen (Gladstone, Boydell, & McKeever, 2006; Lenz, 2007; Pretis, & Dimova, 2008; Röhrle, & Christiansen, 2009). Ähnlich wie bei den Risikofaktoren zeigt sich auch bei den Schutzfaktoren ein Kummulationseffekt, d. h. je mehr Schutzfaktoren vorliegen, desto geringer ist die Rate an psychischen Störungen und Auffälligkeiten bei den Kindern und Jugendlichen (Wille et al., 2008). Ein zentrales Problem in der Transmissionsforschung ist allerdings, dass es sich in der Regel um isolierte Studien handelt, die einzelne Facetten in den Blick nehmen und die Interaktion der beteiligten Faktoren bislang nicht systematisch untersucht wurde wie auch das Zusammenspiel zwischen den identifizierten Risiko- und Schutzfaktoren. Hier besteht eine zentrale **Forschungslücke**, die sich in der bestehenden Identifikations- und Versorgungslücke widerspiegelt.

Prävention und Intervention 3

Um den spezifischen Bedürfnissen von Kindern von Eltern mit psychischen Erkrankungen gerecht zu werden, wurde eine Vielzahl an kind- oder elternzentrierter Programme sowie bifokal angelegter Programme entwickelt. Es gibt einige Hinweise auf empirische Effekte für entsprechende präventive Interventionen, wenngleich die Befunde aus Meta-Analysen unterschiedliche Ergebnisse zeigen (Bee et al., 2014; Cuijpers, Weitz, Karyotaki, Garber, & Andersson, 2015; Kersten-Alvarez et al., 2011; Kersten-Alvarez, Hosman, Riksen-Walraven, van Doesum, & Hoefnagels, 2010; Siegenthaler, Munder, & Egger, 2012). Insgesamt ist die Behandlung der elterlichen Erkrankung mit positiven Effekten für die Kinder verbunden (Garber, Ciesla, McCauley, Diamond, & Schloredt, 2011; Pilowsky et al., 2008; Pilowsky et al., 2014; Schneider, In-Albon, Nuendel, & Margraf, 2013; Weissman et al., 2006; Wickramaratne et al., 2011), obschon es dazu bislang nur wenige Studien gibt (Cuijpers et al., 2015; Schneider et al., 2013). In der Regel wurde die gleiche Erkrankung bei Eltern und Kindern erfasst, obwohl eine solch konkordante Transmission (Kinder von Eltern mit Angststörungen entwickeln auch Angststörungen; s. o.) in der Regel nicht der Fall ist (van Santvoort et al., 2015).

Gemeinsame Komponenten der präventiven Maßnahmen sind:

- **Screenings,** um das Risiko und die Versorgungssituation der Kinder abzuschätzen;
- **Edukation** über Ursachen und Erscheinungsbilder der jeweiligen elterlichen Erkrankung, aber auch über die Risiken für die Kinder und entsprechende Hilfsmöglichkeiten, um Gefühle der Hilflosigkeit abzubauen;

H. Christiansen et al., *Kinder von Eltern mit psychischen Erkrankungen,* essentials, https://doi.org/10.1007/978-3-658-30519-2_3

- **Innerfamiliäre Entlastungen** durch Trainings in Stressbewältigung, Stärkung der Erziehungskompetenzen, Verbesserung des kommunikativen Milieus, Familienhilfen, Aufbau eines familienexternen Betreuungssystems (z. B. Patenschaften) und schulische Unterstützungen;
- Unterstützung beim **Umgang mit Gefühlen**, insbesondere beim Ausleben und Abbau von Ängsten und Schuldgefühlen, auch durch Aufbau positiven Selbstwerterlebens (z. B. auch im Rahmen erlebnispädagogischer Maßnahmen);
- Intensivierung **familienexterner Kontakte** und **Aktivierung anderer Ressourcen**, um eine familiäre Dezentrierung und größere Autonomie der Kinder zu erreichen;
- **Therapie, Frühintervention und Rückfallprophylaxe** bei den Eltern, auch mit Einbezug der Kinder als Angehörige;
- **Strukturelle Maßnahmen** zur Stabilisierung der Situation der betroffenen Familien durch Aufnahme der Kinder in die Behandlungseinrichtungen, die von den Eltern genutzt werden, Qualifizierung behandelnder Teams im Umgang mit der familiären Problematik, Vernetzung aller beteiligter Einrichtungen (auch Schulen), bis hin zum Entzug des Sorgerechts und der damit einhergehenden notwendigen Hilfemaßnahmen.

Es hat sich gezeigt, dass die elterliche Behandlung einen zentralen Faktor für die betroffenen Kinder darstellt. Verschiedene Längsschnittstudien zu Therapieeffekten elterlicher Angst- und depressiver Erkrankungen produzierten sehr unterschiedliche Ergebnisse bei den betroffenen Kindern. Eine sechsjährige prospektive Längsschnittstudie zu den Effekten elterlicher Panikbehandlung auf die Kinder konnte zeigen, dass die elterliche Behandlung ein signifikanter Prädiktor für kindliche Angstsymptome ist ($d = 0.49$ bis 1.09 in Abhängigkeit unterschiedlicher elterlicher Prädiktoren); (Schneider et al., 2013). Die „Sequenced Treatment Alternatives to Relieve Depression (STAR*D) Child Studie" untersuchte den Zusammenhang zwischen mütterlicher Depressionsremission, kindlichem Funktionsniveau und Psychopathologie der Kinder. Danach zeigten sich unterschiedlich starke Effekte auf die kindliche Psychopathologie je nach schnell, spät oder nicht-remittierender mütterlicher Depression. Eine frühe mütterliche Remission war mit einer Reduktion externalisierender Symptome der Kinder verbunden ($\sim$5 % Varianzaufklärung externalisierender Symptome gemessen mit der Children Behavior Check List –CBCL) (Wickramaratne et al., 2011); ähnliche Ergebnisse zeigen sich in einer weiteren Längsschnittstudie (Garber et al., 2011).

3.1 Befunde aus Meta-Analysen

Es liegen mittlerweile einige Meta-Analysen zu Interventionen für Kinder von Eltern mit psychischen Erkrankungen vor. Diese fallen nicht nur heterogen aus, sondern deren Effekte sind insgesamt auch eher gering. Eine Meta-Analyse zur Förderung mütterlicher Sensitivität resultiert insgesamt in einem kleinen Effekt ($g = 0.32$), wenngleich die Streuung der Effekte groß ist ($g = -0.56-1.76$) und z. B. für die Baby-Massage groß ausfällt ($g = 0.85$), wohingegen sich für mütterliche Einzeltherapie überhaupt kein Effekt zeigt (Kersten-Alvarez, Hosman, Riksen-Walraven, van Doesem und Hoefnagels, 2011). Die Meta-Analyse ($k = 9$) von Cuijpers et al. (2015) zur Behandlung mütterlicher Depression und kindlicher Psychopathologie resultiert in einer Effektstärke von $g = 0.40$. Allerdings waren die genutzten Studien sehr heterogen ($k = 5$ zu Müttern mit postpartaler Depression; $k = 4$ zu Schwangeren oder Müttern sehr junger Kinder oder Müttern von Kindern mit psychischen Störungen). Nur zwei Studien liegen zur mütterlichen Behandlung mit kognitiver Verhaltenstherapie (KVT) vor, mit einem mittleren Effekt von $g = 0.31$ (Cuijpers et al., 2015).

Eine weitere Meta-Analyse von Siegenthaler et al. (2012) zu präventiven Interventionen für Kinder psychisch erkrankter Eltern berichtet über eine mittlere Risikoreduktion von 40 %, wenn es sich um die gleiche Störung bei Eltern und Kindern handelte (konkordante Transmission). Für internalisierende ($g = -0.22$) und externalisierende ($g = -0.16$) Symptome (Multifinalität) fallen die Effekte sehr viel niedriger aus (Siegenthaler et al., 2012).

Eine aktuelle und umfassende Meta-Analyse mit $k = 96$ randomisiert kontrollierten Studien aus 50 unabhängigen Stichproben berichtet Effekte für kindliche Psychopathologie oder Beobachtungsdaten für Mutter-Kind-Interaktionen (Thanhäuser, Lemmer, Girolamo, & Christiansen, 2017). Für Analysen zu Mutter-Kind-Interaktionen mussten die Kinder jünger als sechs Jahre sein; für Analysen zur kindlichen Psychopathologie jünger als 18 Jahre. Die Interventionen waren uni- und bifokal ausgerichtet. Studien mit Kindern, die bereits eine diagnostizierte Störung aufwiesen, wurden ausgeschlossen.

Metaanalyse Mutter-Kind-Interaktion Insgesamt 20 unabhängige Interventions-Kontroll-Vergleiche (moderate Studienqualität mit einem mittleren Qualitäts-wert von 4.8) für $N = 1445$ Mutter Kind Dyaden ($n = 712$ Interventions- und $n = 733$ Kontrollgruppe) wurden eingeschlossen. Von diesen Studien lagen 40 % zur Kognitiven Verhaltenstherapie (KVT) und 15 % zur Interpersonellen Therapie (IPT) vor; für 45 % wurde der Interventionstyp nicht berichtet. Die Mehr-zahl der Interventionen (90 %) enthielt Elemente zur Verbesserung elterlichen

Erziehungsverhaltens, insbesondere der Mutter-Kind-Interaktion (z. B. video-basiertes Interaktionstraining zur Erfassung von und Sensitivität auf kindliche/n Bedürfnisse/n). Die mittlere Interventionsdauer lag bei 11.1 Sitzungen (SD = 7.46, Range 2–33) mit einer Sitzungslänge zwischen 15 und 300 min (M = 70. 9 min, SD = 70.5).

Insgesamt fallen die Effekte für die Mutter-Kind-Interaktion klein aus (g = 0.26); für mütterliche Sensitivität (g = 0.31) und kindliches Interaktionsverhalten (g = 0.31) sind sie etwas höher. Für das Follow-up (bis zu 12 Monate Postintervention) bleibt der Effekt stabil (g = 0.22), wie auch für mütterliches Interaktionsverhalten (g = 0.33). Eine niedrige Studienqualität, gemeinsame Mutter-Kind-Interventionen, Gruppen- oder Familien-Settings erwiesen sich als signifikante Moderatoren für größere Effekte. Interventionstyp und –länge waren keine signifikanten Einflussgrößen. Bei alleinstehenden Müttern zeigten sich größere Effekte für die Verbesserung des Interaktionsverhaltens für gemeinsame Mutter-Kind-Interaktionen und das Familiensetting. Größere Effekte wurden für substanzmissbrauchende als für Mütter mit depressiven Störungen gefunden. Wenn sich das Interventions-personal durch Multiprofessionalität auszeichnete, konnten ebenfalls größere Effekte auf das kindliche Interaktionsverhalten nachgewiesen werden.

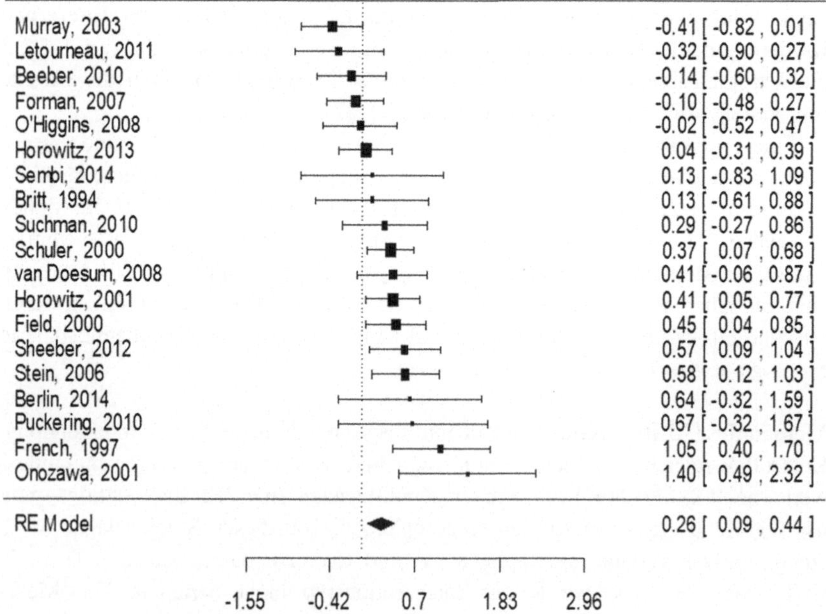

Forest plot Random Effects model (REM) for the total effect of mother-child interactions at posttest

Interventionen für Kinder und Jugendliche Für diese Meta-Analyse konnten insgesamt 33 unabhängige Interventions-Kontroll-Vergleiche durchgeführt werden. Diese hatten eine insgesamt moderate Studienqualität (Qualitätswert$=5.1$) mit $N=3020$ Kindern und Jugendlichen ($n=1620$ in der Interventions- und $n=1400$ in der Kontrollgruppe). Von den Interventionen waren 51.52 % Kognitive Verhaltenstherapie, 9.1 % interpersonell-therapeutisch orientiert, 3.0 % systemisch ausgerichtet und für 36.4 % lagen keine Angaben zum Interventionstyp vor. Die Mehrzahl der Interventionen fokussierte elterliche Erziehungsfertigkeiten (63.64 %). Die mittlere Interventionslänge lag bei 16.2 Sitzungen ($SD=12.9$, Range 2–72) mit einer Sitzungslänge zwischen 25 und 180 min ($M=74.0$ min, $SD=30.8$).

Für die 33 Gruppenvergleiche zeigt sich im Prä-Post-Vergleich ein insgesamt kleiner Effekt ($g=0.13$). Effekte waren signifikant für internalisierende ($ES=0.17$), aber nicht für externalisierende Symptome ($g=0.10$). Für die Follow-up-Erhebungen zum sechs- (Gesamt-$ES=0.23$, internalisierende Symptome $g=0.28$; externalisierende Symptome $g=0.17$) und zwölf-Monatszeitpunkt (Gesamt-$g=0.28$, internalisierende Symptome $g=0.45$, externalisierende Symptome $g=0.17$) fiel die ES höher und signifikant aus. Nach Ausschluss relevanter Ausreißer und einflussreicher Studien erwiesen sich diese Effekte für internalisierende und externalisierende Symptome in weiteren Follow-Up-Erhebungen als stabil. Ein hoher sozio-ökonomischer Status, ein höherer Prozentsatz an Jungen, niedrige Studienqualität und die Art der Kontrollgruppe (Vergleiche mit keiner Behandlung vs. „Treatment as Usual" oder alternative Behandlungen) erwiesen sich als signifikante Moderatoren für größere Effekte bezogen auf internalisierende Symptome. Interventionstyp und –länge erwiesen sich als unbedeutende Einflussfaktoren.

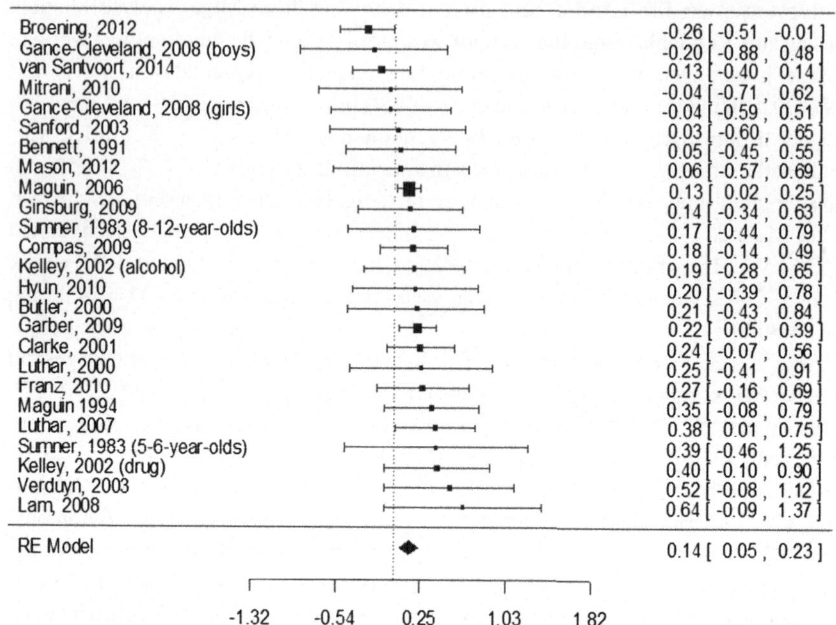

Forest plot Random Effects model (REM) for the total effect of child psychopathology at posttest

Zusammenfassung Insgesamt replizieren diese Meta-Analysen vorherige Ergebnisse und zeigen, dass sowohl Mutter-Kind-Interventionen als auch Interventionen für Kinder und Jugendliche zu kleinen, aber signifikanten Prä-Post-Effekten führten (Cuijpers et al., 2015; Siegenthaler et al., 2012). Nur die Post-Interventionseffekte für Kinder/Jugendliche wurden nicht signifikant, allerdings zeigten sich für diese „Sleeper-Effekte", die im Follow-Up bedeutsam wurden.

Zusammenfassend ist festzustellen, dass es bislang an qualitativ hochwertigen Interventionen für Kinder von Eltern mit psychischen Erkrankungen fehlt. Entsprechend müssen auch die meta-analytischen Ergebnisse eingeschätzt werden. Die im Folgenden vorgestellten Studien setzen an diesen Forschungslücken an.

Drei aktuelle Forschungsprojekte 4

Die erste dieser Untersuchungen ist die „**VIA 7 & 11 Studie**", eine dänische Kohortenstudie zu Kindern von Eltern mit schizophrenen Erkrankungen oder bipolaren Störungen. Die Studie identifiziert mit einer umfassenden Testbatterie Risikoprofile und vergleicht die Ergebnisse mit einer parallelisierten Stichprobe von Kindern gesunder Eltern (Thorup, Hemager et al., 2018; Thorup, Laursen et al., 2018). In der Studie werden spezifische Risikomarker untersucht, die langfristig Aufschluss über die Transmissionsmechanismen von Eltern auf ihre Kinder geben können. Ergänzt wird die Studie durch die „**VIA Family**" Interventionsstudie.

An den Mechanismen der Störungsweitergabe setzt auch die „**Children of Mentally Ill Parents At Risk Evaluation**" (COMPARE)-Studie an. Diese nimmt das transgenerationale Transmissionsmodell (siehe Abb. 2.1) in den Blick und prüft auf den Ebenen der Eltern, Kinder und sozialen Umgebungsfaktoren wie sich Risiko- und Schutzfaktoren auswirken und fördert gezielt elterliche Erziehungsfertigkeiten, die sich in den bislang vorliegenden Studien als beeinträchtigt erwiesen haben. Sie prüft die Effekte elterlicher Psychotherapie auf die Kinder und beantwortet die Frage, ob ein zusätzliches Elterntraining (Triple P) zu inkrementellen Effekten führt (Christiansen, Reck et al., 2019; Stracke, Gilbert, Kieser, Klose, Krisam, Ebert, Buntrock, Christiansen, 2019).

Die „**Village**" Studie fokussiert die Kinder und ihre „Stimme", d. h. die Wünsche und Bedürfnisse der Kinder werden in das Zentrum gesetzt, und zielt auf eine verbesserte Identifikation der Kinder und vernetzte Versorgung für betroffene Familien. „The Village" findet in der Modellregion Tirol, Österreich statt und wird von der Ludwig-Boltzmann-Gesellschaft gefördert. Die Studie verfolgt einen co-Design Implementierungs- und Disseminationsansatz, d. h. mit zentralen Stakeholdern (betroffenen Familien, Fachkräften der Psychiatrie,

© Der/die Herausgeber bzw. der/die Autor(en), exklusiv lizenziert durch
Springer Fachmedien Wiesbaden GmbH, ein Teil von Springer Nature 2020
H. Christiansen et al., *Kinder von Eltern mit psychischen Erkrankungen,*
essentials, https://doi.org/10.1007/978-3-658-30519-2_4

Jugendämter, Sozialarbeit) wurden gemeinsam die bisherige Versorgung in der Modellregion eingeschätzt und spezifische Versorgungslücken identifiziert. Mit diesen Stakeholdern wurde darauf aufbauend in einem gemeinsamen Prozess die Intervention entwickelt, die aktuell umgesetzt wird, um eine größtmögliche Beteiligung und Akzeptanz bei den relevanten Zielgruppen zu erreichen und zur Dissemination einer verbesserten Versorgung beizutragen (Christiansen, Bauer et al., 2019).

Alle drei Studien zielen darauf ab, die Mängel der bislang vorliegenden Studien zu überwinden und nehmen darüber hinaus Moderatoren und Mediatoren in den Blick.

4.1   Die dänische Hochrisiko- und Resilienz-Studie – VIA 7 & 11 und VIA Family

Durch die Nutzung der dänischen Gesundheitsregister kombinieren die „Via 7 & 11 Studien" eine Kohorte Kinder von Eltern mit schweren psychischen Erkrankungen (Schizophrenie und bipolare Störungen) mit einer Kohorte Kinder von Eltern ohne psychische Erkrankungen. Die Ziele sind:

- den Einfluss des familialen Risikos sowie von Umweltfaktoren auf sieben-jährige Kinder zu untersuchen, die entweder 0, 1 oder 2 Elternteile mit einer schizophrenen oder bipolaren Erkrankung aufweisen. Untersucht werden ins-besondere die kindliche Psychpathologie, kognitive und neuromotorische Funktionen sowie die psychosoziale Entwicklung.
- frühe Risikomerkmale für Schizophrenie und bipolare Störungen zu identi-fizieren und so eine Grundlage für primärpräventive Interventionen zu ent-wickeln, die prämorbid ansetzen können (selektive Intervention).
- einen Überblick darüber zu gewinnen, welche Art der Unterstützung die Familien bisher in welcher Intensität durch die Gemeinde erhalten haben (von der Geburt des Kindes bis zum Alter von sieben Jahren).

Zudem werden Inzidenzratenverhältnisse (incidence rate ratios/IRRs) für Kinder von Eltern mit einer psychischen Erkrankung berechnet (Thorup, Laursen et al., 2018). Die Studie zeigt, dass Kinder von Eltern mit schweren psychischen Erkrankungen im Vergleich zu der Kontrollstichprobe ein signifikant höheres Risiko haben, selber irgendeine Störung diagnostiziert zu bekommen. Das IRRs für alle Störungen des Kindes- und Jugendalters ist um den Faktor 2–4 erhöht.

Für Kinder mit zwei psychisch erkrankten Elternteilen fällt der IRR noch höher aus. Auf der Via 7 Studie basiert die VIA 11 Studie, die das Follow-up der Kinder im Alter von elf Jahren erhebt. An Via 7 haben insgesamt 522 Kinder im Alter von 7 Jahren teilgenommen (Thorup, Hemager et al., 2018). Von dieser Stichprobe hatten insgesamt 202 Kinder ein Elternteil mit einer schizophrenen Erkrankung; 120 Kinder ein Elternteil mit einer bipolaren Störung und 200 Kinder ein gesundes Elternteil, das bislang keinerlei psychiatrische oder psychotherapeutische Behandlung erhalten hat. Für die Via 11 Studie wird nun vier Jahre später eine umfangreiche Testbatterie durchgeführt, die Hinweise auf prädiktive Risikocluster für die Entwicklung psychischer Störungen der Kinder geben soll. Erfasst werden:

- Neuromotorische Funktionen
- Neurokognitive Funktionen
- Psychopathologie
- Soziales Funktionsniveau und Verhalten
- Umweltfaktoren
- Physischer Gesundheitsstatus
- Genetische und epigenetische Analysen
- Strukturelle und funktionale Magnet-Resonanz-Untersuchungen (fMRT)
- Electroencephalographische Untersuchungen (EEG)

Außer den Ergebnissen zu den erhöhten IRRs liegen Ergebnisse zum häuslichen Umfeld vor die zeigen, dass die Kinder von Eltern mit Schizophrenie, und in einem etwas geringerem Ausmaß die Kinder von Eltern mit bipolaren Störungen, in Elternhäusern mit geringerer Stimulation und Unterstützung aufwachsen (Gantriis et al., 2019). Dies sind Faktoren, an denen spezifisch mit Unterstützung angesetzt werden sollte, um die Entwicklung der Kinder zu fördern. Die Autor*innen planen aktuell sowohl quer- als auch längsschnittliche Analysen (Thorup, Hemager et al., 2018). Die Studienverlaufsergebnisse von der Via 7 zur Via 11 Studie werden dabei über Entwicklungspfade Aufschluss geben, z. B. inwiefern Entwicklungsverzögerungen und -abweichungen im Alter von sieben Jahren die kindliche Entwicklung im Alter von elf Jahren beeinflussen hinsichtlich des Risikos der Kinder, psychische Erkrankungen zu entwickeln oder ein reduziertes psychisches Funktionsniveau aufzuweisen. Die Studie ist insofern bahnbrechend, als dass spezifische Risikofaktoren untersucht werden können und darüber Aufschluss über Transmissionsmechanismen gewonnen werden kann, die wiederum Grundlage für indizierte Präventionsansätze sind.

Das VIA Family-Projekt ist ein spezifisches Präventionsprogramm (Müller et al., 2019). VIA Family versteht sich als eine integrierte, multidisziplinäre, spezialisierte, nicht-stigmatisierende familienorientierte Intervention. Das Programm richtet sich an Familien aus Kopenhagen (Dänemark) mit Kindern zwischen 6 und 12 Jahren, die ein hohes familiäres Risiko aufweisen, selbst einmal an einer schweren psychischen Störung (Schizophrenie, bipolare affektive Störung oder moderate bzw. schwere depressive Störung) zu erkranken und ist so mit den VIA-7 & 11 Studien verknüpft. Hauptziel von VIA Family ist eine Verbesserung des Funktionsniveaus der Kinder (u. a. weniger Fehltage in der Schule). Es soll aber auch eine Entlastung und eine Verbesserung der Funktionsfähigkeit der Familien, eine Reduktion der kindlichen Psychopathologie sowie auf lange Sicht eine Verringerung der Prävalenz und Schwere psychischer Störungen bei den Kindern erreicht werden.

Um auf die Bedürfnisse der teilnehmenden Familien bestmöglich eingehen zu können, wird jede an VIA Family teilnehmende Familie von einem multidisziplinären Team unterstützt. Diese Teams bestehen aus:

- einem/r Kinder- und Jugendpsychiater/in oder einem/r Arzt/Ärztin mit Erfahrungen in der psychischen Gesundheitsversorgung von Kinder- und Jugendlichen,
- einem/r Psychologen/in mit Erfahrungen in der psychischen Gesundheitsversorgung von Kindern und Jugendlichen,
- einem/r Krankenpfleger/in mit Erfahrungen in der psychischen Gesundheitsversorgung von Erwachsenen,
- einem/r Sozialarbeiter/in und einem/r Familienberater/in bzw. Familientherapeuten/in, die Erfahrungen in der Arbeit mit Familien und Kindern in der Region Kopenhagen haben.

Zusammen mit dem VIA Familiy Team erstellt die Familie zu Beginn des Programms in Abhängigkeit von den individuellen Schwierigkeiten der Familie einen Interventionsplan. Grundlegende Interventionselemente von VIA Family sind:

- **Fallmanager:** Jede Familie erhält als Ansprechperson und Koordinator/in (Terminvereinbarungen, Informationen etc.) eine/n Fallmanager/in. Bei Bedarf kann der/die Fallmanager/in auch Hausbesuche durchführen.
- **Psychoedukation:** In 6–8 Sitzungen führt der/die Fallmanager/in (häufig zusammen mit einem weiteren Teammitglied) mit der Familie ein individuell auf die aktuelle Situation der Familie sowie die elterliche Erkrankung angepasstes Psychoedukationsprogramm durch.

- **Elterntraining:** Angepasst auf die individuellen Bedürfnisse erhalten die Eltern 3–10 Sitzungen des evidenzbasierten Positive Parenting Programs (Triple P) (Sanders, Kirby, Tellegen, & Day, 2014).
- **Notfallplan:** Für Krisensituationen erstellen die Familien einen Notfallplan. Im Notfallplan soll u. a. festgehalten werden, an wen die Familie sich in Krisensituationen wenden kann, was Kindern in Krisensituationen mitgeteilt wird oder wer sich in Krisensituationen um die Kinder kümmert.

Neben den grundlegenden Interventionselementen kann bei Bedarf auf eine Vielzahl weiterer Unterstützungsmöglichkeiten (z. B. spezialisierte Behandlung bei psychischen Auffälligkeiten der Kinder; Gruppenangebote für Kinder, Eltern und Verwandte; Beratung über finanzielle, soziale und praktische Unterstützung durch die Stadt; Kontakt zu Schulen oder anderen Institutionen; Optimierung der Behandlung des erkrankten Elternteils etc.) zurückgegriffen werden. Insgesamt dauert das VIA Family Programm bis zu 18 Monate. Aktuell wird VIA Family im Rahmen einer randomisiert kontrollierten Studie mit 100 Familien mit Treatment As Usual verglichen und in einem pre-post-Design wissenschaftlich evaluiert.

4.2   Children of Mentally Ill Parents At Risk Evaluation (COMPARE) study

Basierend auf der Hypothese, dass die elterliche psychische Erkrankung eine Welle an Risikofaktoren auslöst (**Auslösehypothese**), die wiederum das Risiko der Kinder zu erkranken erhöht, sollen in einer randomisiert-kontrollierten Studie die Effekte elterlicher kognitiver Verhaltenstherapie (KVT) auf die Kinder untersucht werden. Da Studien zudem reduzierte Erziehungsfertigkeiten bei psychisch erkrankten Eltern zeigen (**Erziehungshypothese**), soll zusätzlich geprüft werden, ob ein Elterntraining, das Positive Parenting Program (PPP), zu Effekten über die alleinige KVT hinausführt (Vergleich KVT vs. KVT+PPP). Diese Studie überprüft erstmals die Auslöse- und Wachstumshypothese zusammen mit der Erziehungshypothese und auch den Zusammenhang mit assoziierten gesellschaftlichen und ökonomischen Kosten.

Die Ziele von COMPARE sind
1. Die Überprüfung der Effektivität einer Prävention zur transgenerationalen Transmission psychischer Störungen.
2. Die Identifikation spezifischer Transmissionsmechanismen von den Eltern auf die Kinder, d. h. Prüfung einzelner Mechanismen (z. B. Emotionsregulation).

3. Die Überprüfung des Gesamtmodells der transgenerationalen Transmission psychischer Störungen auf Grundlage der zu gewinnenden Daten.

Zur Erreichung dieser Projektziele gibt es eine zentrale klinische Studie (**COMPARE-family**), an die vier Teilprojekte zu den Bereichen des Transmissionsmodells (siehe Abb. 2.1) angesiedelt sind: Emotionsregulation (**COMPARE-emotion**), Eltern-Kind-Interaktion (**COMPARE-interaction**), elterliche Arbeitsbedingungen (**COMPARE-work**) und Schulbedingungen der Kinder (**COMPARE-school**), um Aufschluss darüber zu erhalten, wie die Transmission der Störungsrisiken von den Eltern auf die Kinder erfolgt. Das Projekt läuft aktuell und sieht zudem gesundheitsökonomische Analysen vor.

COMPARE-family: Für die Hypothese, dass elterliche psychische Störungen einen Risikoprozess auslösen, der in der Folge zu Störungen bei den Kindern führt (**Auslösehypothese**) gibt es verschiedene Studien (Garber & Cole, 2010). Die elterliche Behandlung ist mit positiven Effekten auf die Kinder verbunden (**Wachstumshypothese**) (Garber et al., 2011; Pilowsky et al., 2008; Pilowsky et al., 2014; Schneider et al., 2013; Weissman et al., 2006; Wickramaratne et al., 2011), wenngleich insgesamt nur wenige solcher Studien vorliegen (Cuijpers et al., 2015; Schneider et al., 2013) und diese spezifische Transmission (also elterliche Angst führt zu kindlicher Angst, s. o.) fokussieren (van Santvoort et al., 2015). D. h. es findet eine Vernachlässigung komorbider elterlicher Störungen statt und das mögliche Spektrum der transgenerationalen Transmission wird nicht erfasst.

Hinsichtlich der Hypothese, dass eine Verbesserung der elterlichen Erziehungsfertigkeiten mit positiven Effekten für Kinder psychisch kranker Eltern assoziiert ist (**Erziehungshypothese**), gibt es bislang keine direkten Studien. Allerdings zeigen Studien, dass psychisch erkrankte Eltern über insgesamt geringere Erziehungsfertigkeiten verfügen (Leinonen et al., 2003; Lovejoy et al., 2000; Van Loon, Van de Ven, Van Doesum, Witteman, & Hosman, 2014; Wilson & Durbin, 2010); und positive Erziehungsfertigkeiten haben sich als signifikanter Mediator für die kindliche Entwicklung erwiesen (Compas et al., 2010).

Die klinische Studie ist die Durchführung und Evaluation einer präventiven Intervention für Kinder psychisch erkrankter Eltern (Stracke et al., 2019). Dafür sollen insgesamt 634 Eltern und ihre Kinder vor und nach einer elterlichen Psychotherapie untersucht werden, um die Effekte der elterlichen Therapie auf die Kinder zu prüfen. Die Hälfte der Eltern erhält zudem ein Elterntraining (Triple-P), um mögliche zusätzliche Effekte eines solchen Trainings festzustellen(Christiansen, Reck et al., 2019).

COMPARE-emotion: Dieses Teilprojekt untersucht Emotionsverarbeitung und –regulation bei Eltern und Kindern. Fokussiert werden Emotionswahrnehmung, Perspektivenübernahme und die affektive Erregung (Schwenck et al., 2013). Schwierigkeiten bei der Emotionswahrnehmung und –verarbeitung sind mit verschiedenen psychischen Störungen assoziiert und stellen somit einen transdiagnostischen Ansatz dar (Findlay, Girardi, & Coplan, 2006; Fossati, 2012; Kret & Ploeger, 2015). Emotionsregulation umfasst alle Prozesse, die Personen durchführen, um ihre Emotionen zu regulieren (Eisenberg & Spinrad, 2004; Gross, 1998).

COMPARE-interaction: Dieses Teilprojekt fokussiert die Interaktion zwischen Eltern und Kindern. Speziell wird der Einfluss mütterlicher Angst und Depression auf die Kinder in der postpartalen Phase in Zusammenhang mit der Stressreaktivität der Säuglinge untersucht. Effekte der mütterlichen Erkrankung auf die sozio-emotionale und kognitive Entwicklung (Kingston & Tough, 2014) der Kinder werden im Vergleich zu einer gesunden Kontrollgruppe untersucht.

COMPARE-work: Unsere Arbeitsbedingungen sind ein zentraler Einflussfaktor in unserem Leben. Sie beeinflussen unsere Identität, bieten soziale Unterstützung und Anerkennung und helfen dabei, kollektive Ziele zu erreichen (Jahoda, 1986). Negative Arbeitsbedingungen können demzufolge mit negativen gesundheitlichen Effekten in Zusammenhang gebracht werden und diese können sich auf unsere privaten und familiären Beziehungen auswirken. Wenn Eltern z. B. aufgrund ihrer Arbeitsbedingungen emotional ausgelaugt sind, haben sie weniger Ressourcen für ihre Kinder am Abend zur Verfügung, um z. B. bei Schularbeiten zu helfen. Dies kann sich ungünstig auf den schulischen Erfolg der Kinder auswirken (spill-over Effekt der Eltern auf die Kinder) (Amstad, Meier, Fasel, Elfering, & Semmer, 2011). Ziel von COMPARE-work ist es zu prüfen, ob psychisch erkrankte Eltern im Vergleich zu gesunden schwierigere Arbeitsbedingungen haben (z. B. höheren Zeitdruck, weniger soziale Unterstützung, schlechtere Karrieremöglichkeiten). Außer zu „spill-over" Effekten kann es auch zu „cross-over" Effekten kommen – dabei werden Stress und Belastungen zwischen Individuen „ausgetauscht" (Bakker, Westman, & van Hetty Emmerik, 2009). D. h., die elterliche Belastung wirkt z. B. auf das Kind und die Belastungen des Kindes wirken auch wieder auf die Eltern zurück. So kann es zu einer negativen Spirale kommen, die insgesamt den familiären Stress und damit die Anfälligkeit für psychische Erkrankungen erhöht (Bakker, & Demerouti, 2013).

COMPARE-school: Dieses Teilprojekt untersucht die psychosoziale Anpassung, schulische Leistungen und subjektives Wohlbefinden bei den Kindern von Eltern mit psychischen Erkrankungen. Die Mehrzahl der Studien zu Kindern von Eltern mit psychischen Erkrankungen fokussiert bislang deren psychische Gesundheit bzw. Psychopathologie bei gleichzeitiger Vernachlässigung anderer relevanter Lebensbereiche, wie z. B. Schule. (z. B., Augustine & Crosnoe, 2010; Pearson et al., 2016; Shen et al., 2016). In COMPARE-school soll eine gesunde schulische Stichprobe mit den Kindern aus COMPARE-family verglichen werden, um herauszufinden, wie sich mögliche Belastungen aber auch Ressourcen aus anderen Lebensbereichen auf die Kinder auswirken und zur möglichen Transmission der elterlichen Störung beitragen.

4.3   The Village

Nach einem aktuellen Review liegen nur neun Studien vor, die systematisch erfassen, ob Patient*innen in der Erwachsenenversorgung gefragt werden, ob sie Kinder haben; nach dieser Studie wird eine substantielle Zahl an Patient*innen überhaupt nicht nach Kindern gefragt oder eine Angabe dazu wurde nicht in den Akten dokumentiert (Maybery & Reupert, 2018). Gleiches zeigt sich auch in Einrichtungen der Kinder- und Jugendversorgung: auch dort wird bei Behandlung eines Kindes nicht der Gesundheitsstatus der Eltern erfasst (Naughton, Maybery, & Goodyear, 2018). D. h., es gibt eine Vielzahl an Barrieren im Versorgungssystem, die eine frühe Identifizierung von Kindern mit psychisch erkrankten Eltern erschweren. Hinzu kommen fehlende Fertigkeiten oder fehlendes Wissen von Praktiker*innen, um mit Eltern über ihre Kinder bzw. mit Kindern über ihre Eltern zu sprechen, sowie ein Mangel an kollaborativen Vernetzungspraktiken. Aktuell sind die verschiedenen Versorgungsbereiche sektioniert (z. B. Erwachsenenpsychiatrie/-psychotherapie, Kinder- und Jugendlichenpsychiatrie/-psychotherapie) und fokussieren die jeweiligen Patient*innen, ohne explizit einen Familienfokus einzunehmen. Auch haben manche Eltern Sorge, über ihre Belastungen und Kinder zu reden, aus Angst, dass die Kinder außerhäusig untergebracht werden (Goodyear, Hill et al., 2015; Maybery & Reupert, 2006; Montgomery, Mossey, Bailey, & Forchuk, 2011).

Somit verpassen wir derzeit Chancen für eine frühzeitige Identifikation und Implementierung präventiver Interventionen für betroffene Familien (Maciejewski, Hillegers, & Penninx, 2018). Interessanterweise haben andere Disziplinen dafür bereits ein Bewusstsein entwickelt, insbesondere die Pädiatrie (Gilbert, Balio, & Bauer, 2017). Da bis zu 15 % der Mütter und 7 % der Väter unter Postpartaler Depression leiden (Anding, Rohrle, Grieshop, Schucking, & Christiansen, 2016), wird in der Pädiatrie ein Screening der Eltern im Rahmen der frühkindlichen U-Untersuchungen vorgeschlagen, um so die Auswirkungen einer elterlichen Postpartalen Depression auf die Kinder zu minimieren und Entwicklungsverzögerungen und Problemverhaltensweisen vorzubeugen (Gilbert et al., 2017). Aus einem solchen Ansatz geht auch die Notwendigkeit einer kollaborativen Versorgung hervor, die bislang im deutschen Gesundheitssystem kaum vorhanden ist. Selbst in Ländern, in denen es rechtliche Grundlagen für eine solche Vernetzung gibt, erweist sich die Umsetzung als schwierig (Lauritzen, Reedtz, van Doesum, Karin T M, & Martinussen, 2014), sodass die Kinder weiterhin häufig „unsichtbar und ungehört" bleiben (Gladstone, Boydell, Seeman, & McKeever, 2011). An dieser Versorgungslücke setzt das österreichische Projekt „The Village" an, um Hilfen frühzeitig und effektiv zu koordinieren (Christiansen, Bauer et al., 2019). Relevante Versorgungsbereiche, die bislang nicht systematisch kooperieren, sollen in dem Projekt zusammengebracht werden (Goodyear, Hill et al., 2015; Goodyear, Obradovic et al., 2015). Dafür nutzt „The Village" einen innovativen „open innovation" Ansatz (Afuah & Tucci, 2012; Bayley, & Phipps, 2018, Bayley, & Phipps, 2018; Wagner & Jonkers, 2017), der auf einer gemeinsamen Interventionsdesignentwicklung und –umsetzung basiert. Durch dieses Projekt sollen Unterstützungsmöglichkeiten entwickelt und implementiert werden, die sich an der Sichtweise und an den Bedürfnissen betroffener Kinder und Jugendlichen orientieren – mit dem Ziel ein besseres Verständnis für ihre Wünsche und Bedürfnisse zu entwickeln (**Kinder im Fokus**), So soll „die Stimme der Kinder" berücksichtigt und den Kindern die Möglichkeit gegeben werden, ihre Bedürfnisse zum Ausdruck zu bringen. Gemeinsam mit lokalen Stakeholdern, Fachkräften aus dem Gesundheits-, Sozial- und Bildungsbereich sowie Eltern mit einer psychischen Erkrankung werden in einem kollaborativen Prozess spezifische Identifikations- und Versorgungsprogramme entwickelt. Unterstützt werden wird das Projekt von „Expert*innen durch Erfahrung", d. h. jungen Erwachsenen, die mit einem psychisch erkrankten Elternteil aufgewachsen sind. Bei der Entwicklung, Umsetzung und langfristigen Implementierung des Projekts erfolgt eine Begleitung durch diese Expert*innengruppen. Das „Dorf" (The Village) soll darin gestärkt werden, Kindern und Jugendlichen psychisch erkrankter Eltern, die mit besonderen Herausforderungen konfrontiert sind, eine verbesserte Versorgung bieten zu können. Das Projekt wird von der österreichischen Ludwig Boltzmann Gesellschaft (LBG) gefördert und ist interdisziplinär angelegt, mit Mitarbeiter*innen aus der Versorgungsforschung, Gesundheitsforschung, Ökonomie, Psychologie und Sozialforschung (Christiansen, Bauer et al., 2019).

Ziele: Das Projekt „The Village" („Das Dorf") zielt darauf, die Entwicklung und das Wohlbefinden von Kindern psychisch erkrankter Eltern zu verbessern. Dazu wird ein kollaborativer Entwicklungs-, Implementations- und Evaluationsansatz gewählt. Kindzentrierte Netzwerke zur (sozialen) Unterstützung sollen aufgebaut werden. Dies erfolgt in Tirol, Österreich in den Jahren (2018–2022). Unsere Vision ist es, die Kinder und Jugendlichen ins Zentrum einer kooperativen Versorgung zu stellen, um so im Sinne der Prävention die Belastung der Kinder und Jugendlichen zu reduzieren und deren Lebensqualität und Wohlbefinden zu fördern. Die formulierten Ziele sind:

1. In der Modellregion Tirol (Österreich) soll die Identifikation von Kindern von Eltern mit psychischen Erkrankungen durch ein sensitives Screening (SENSE) in Einrichtungen der Erwachsenenversorgung verbessert werden.
2. Ein kollaborativer „Village" Ansatz soll entwickelt werden, der formelle und informelle Hilfen koordiniert und Kinder und Familien bestmöglich unterstützt.

Methode Das Projekt besteht aus sechs Teilprojekten:

1. **„Child Voice" – „Stimme des Kindes":** In diesem Projekt stehen die Kinder mit ihren Wünschen und Bedürfnissen im Zentrum. Die Studie untersucht, wie Kinder/Jugendliche bislang in der Gesundheitsversorgung „gehört" und berücksichtigt werden. Dafür werden Interaktionsbeobachtungen zwischen Kindern und Fachpersonal durchgeführt, das aktuelle soziale Unterstützungssystem erfasst und Möglichkeiten der Erweiterung gemeinsam mit den Kindern exploriert und gefördert. Fachpersonal wird darin geschult, Kindern zuzuhören, ihre Bedürfnisse wahrzunehmen und sie sozial zu unterstützen. Dazu werden Fokusgruppen und Interviews durchgeführt und die Kommunikation zwischen Kindern und Fachpersonal gefördert (Taylor, Haase-Casanovas, Weaver, Kidd, & Garralda, 2010). Über die Analyse der Kommunikation zwischen Kindern und Fachpersonal in natürlichen Kontexten soll ein Verständnis für die Kinder erreicht werden und Kommunikationsstrategien extrahiert werden, die Kindern den Ausdruck ihrer Bedürfnisse erleichtern.
2. **„Scoping":** fokussiert die bestehenden evidenzbasierten Ansätze und den aktuellen Stand zur kooperativen Versorgung in Österreich, um bewährte Ansätze/Interventionskomponenten, aber auch Barrieren und Versorgungslücken zu identifizieren.
3. **„Co-Design":** Dieses Teilprojekt fokussiert die Umsetzung und Machbarkeit. Über systematische Literaturübersichten sowie Befragungen relevanter

Akteurinnen und Akteure soll das Wissen zusammengestellt werden zu: a) der aktuellen Versorgungspraxis sowie möglichen Versorgungslücken von Kindern mit psychisch erkrankten Eltern, insbesondere mit Blick auf die Identifikation betroffener Familien, wobei auch hier die Kinder ins Zentrum gestellt werden; b) die (unbefriedigten) Wünsche und Bedürfnisse der Kinder; c) was wirkt für wen und wann, aktive Wirkmechanismen, die Kosteneffektivität und relevante Kontextfaktoren.

4. **Die Implementation** verfolgt drei Ziele:

   a) Praxisansätze zu entwickeln, mit denen einerseits professionelle Fachkräfte gefährdete Kinder früh erkennen können und mit denen andererseits Unterstützung durch Bezugspersonen gemeinsam mit professionellen Hilfsangeboten über Sektorengrenzen hinweg koordiniert und auf den individuellen Bedarf abgestimmt wird.

   b) die Erstellung von Trainingsmaterial für die Implementierung der Praxisansätze in Tirol und

   c) die Identifikation zentraler Indikatoren für die Evaluierung der Praxisansätze.

   Die Entwicklung der Praxisansätze sowie der Evaluationsindikatoren erfolgt in einem partizipatorischen Prozess, bei dem Interessensvertreter*innen – insbesondere auch Betroffene – kontinuierlich eingebunden werden.

5. **Evaluation:** formative (relevante Fragen: möglich, angemessen, akzeptabel?), Prozess- (geplante Intervention), (Kosten-)Effektivität, und Einschätzung der Wirkung der Evaluation erfolgt mit einem „realistischen" Ansatz, d. h. die Kontextfaktoren, Mechanismen und Veränderungsergebnisse werden berücksichtigt.

6. **Dissemination:** fokussiert die Verbreitung der Ergebnisse in der Öffentlichkeit. Dazu wird eng mit relevanten Stakeholdern, Wissenschaftlern, aber insbesondere auch den betroffenen Familien und Kindern zusammengearbeitet.

Fazit und Ausblick 5

Kind psychisch erkrankter Eltern zu sein, stellt einen quantitativ und qualitativ bedeutsamen Risikofaktor dar, dem man **bislang zu wenig Beachtung** geschenkt hat. Repräsentativ angelegte Risikostudien bestätigen dies. Zwar liegen schon einige Interventionsansätze vor, die sich in der Praxis bewährt haben oder sich als hinreichend empirisch abgesichert erweisen, dennoch ist das Wissen sowohl zur Wirksamkeit (Efficacy) als auch Effektivität (Effectiveness) noch völlig unzureichend (siehe auch Kölch, Nolkemper, Ziegenhain und Fegert, 2019). Auch die vorliegenden meta-analytischen Bewertungen der bislang vorliegenden randomisiert kontrollierten Studien zeigen dies. In Zukunft sollten kommende Programme folgendes leisten:

- Sich gezielter an störungsspezifischen bestehenden **Risiko- und Schutzfaktoren** orientieren.
- Prüfen, inwieweit eine **Kombination verschiedener Interventionsprogramme und -typen** zur Verbesserung der Effektivität beitragen kann, da psychische Störungen selten isoliert und häufig komorbid auftreten.
- Mehr **theoriegeleitete Interventionen** entwickeln.

Die drei vorgestellten Studien setzen genau an diesen Forschungslücken an. Es bleibt zu hoffen, dass dieser Interventionsbereich mehr Beachtung erhält als bislang.

Für die Praxis ist zu fordern, dass auf den verschiedenen Versorgungsebenen und auch bundespolitisch auf ministerieller Ebene eine Vernetzung erfolgt. Wie die obigen Ausführungen gezeigt haben, sind verschiedene Berufsgruppen mit dem Thema konfrontiert, sodass auch die Beteiligung der entsprechenden übergeordneten Stellen und Ministerien notwendig ist. Konkret sollte es eine

© Der/die Herausgeber bzw. der/die Autor(en), exklusiv lizenziert durch Springer Fachmedien Wiesbaden GmbH, ein Teil von Springer Nature 2020
H. Christiansen et al., *Kinder von Eltern mit psychischen Erkrankungen,* essentials, https://doi.org/10.1007/978-3-658-30519-2_5

Zusammenarbeit und Vernetzung mit den Ministerien für Familie und Soziales, dem Gesundheits- und Justizministerium sowie dem Ministerium für Bildung und Forschung geben. Auf Bundesebene ist z. B. ein bedarfsgerechter Ausbau stationärer und teilstationärer Eltern-Kind-Behandlungsplätze erforderlich (bisher nur 21 %), wie auch ein bedarfsgerechter Ausbau ambulanter multimodaler Hilfen. Ein solcher Ausbau darf nicht durch Umwidmung bestehender Behandlungsplätze erfolgen, da so die desolate Situation nur fortgeschrieben würde. Die oftmals bestehende Altersbegrenzung (Kinder nur bis zu einem Alter von 2–3 Jahren) in stationären Einrichtungen sollte aufgehoben werden, bei gleichzeitiger Berücksichtigung, dass die soziale Einbindung in Kitas, Kindergarten und Schule ein wesentlicher Schutzfaktor ist. Dafür müssen flexible Modelle entwickelt werden, die nicht nur ein „rooming-in" ermöglichen, sondern stationär-ambulante Mischmodelle, die die Störung der Interaktion auf Eltern- und Kindebene in den Fokus nehmen, wie auch effektive Prävention ermöglichen und nicht nur Leistungen für Kinder mit bereits bestehenden Erkrankungen vorsehen.

Was Sie aus diesem *Essential* mitnehmen können

- Kinder psychisch erkrankter Eltern haben ein erhöhtes Risiko, selbst psychische Erkrankungen zu entwickeln, es kann jedoch nicht generell von konkordanter Transmission ausgegangen werden.
- Dieses Risiko hängt von verschiedenen Risiko- und Schutzfaktoren auf Ebene der Eltern, Kinder, Familie und des sozialen Kontexts ab.
- Weiter werden fünf Transmissionsmechanismen unterschieden: genetische, pränatale, die Eltern-Kind-Interaktion, familiäre und soziale Einflüsse.
- Bestehende Interventionen haben die gemeinsamen Komponenten Psychoedukation, familiäre Entlastung, Emotionsregulation, Aktivierung von Ressourcen und außerfamiliärer Kontakte.
- Die Behandlung der elterlichen Erkrankung ist mit positiven Effekten für die Kinder verbunden. Bei Therapie, Frühintervention und Rückfallprophylaxe der Eltern sollten die Kinder stets einbezogen werden.
- Bisher mangelt es an qualitativ hochwertigen Interventionen für Kinder psychisch erkrankter Eltern.
- Zukünftige Interventionen sollten sich an störungsspezifischen Risiko- und Schutzfaktoren orientieren, da das Zusammenspiel aus Risiko- und Schutzfaktoren in bisherigen Studien und Metaanalysen vernachlässigt wurde.

Was Sie aus diesem *essential* mitnehmen können

- Kinder psychisch erkrankter Eltern haben ein erhöhtes Risiko, selbst psychische Erkrankungen zu entwickeln, es kann jedoch nicht generell von konkordanter Transmission ausgegangen werden.
- Dieses Risiko hängt von verschiedenen Risiko- und Schutzfaktoren auf Ebene der Eltern, Kinder, Familie und des sozialen Kontexts ab.
- Weiter werden fünf Transmissionsmechanismen unterschieden: genetische, pränatale, die Eltern-Kind-Interaktion, familiäre und soziale Einflüsse.
- Bestehende Interventionen haben die gemeinsamen Komponenten Psychoedukation, familiäre Entlastung, Emotionsregulation, Aktivierung von Ressourcen und außerfamiliärer Kontakte.
- Die Behandlung der elterlichen Erkrankung ist mit positiven Effekten für die Kinder verbunden. Bei Therapie, Frühintervention und Rückfallprophylaxe der Eltern sollten die Kinder stets einbezogen werden.
- Bisher mangelt es an qualitativ hochwertigen Interventionen für Kinder psychisch erkrankter Eltern.
- Zukünftige Interventionen sollten sich an störungsspezifischen Risiko- und Schutzfaktoren orientieren, da das Zusammenspiel aus Risiko- und Schutzfaktoren in bisherigen Studien und Metaanalysen vernachlässigt wurde.

Literatur

Afuah, A., & Tucci, C. L. (2012). Crowdsourcing As a Solution to Distant Search. *Academy of Management Review, 37*(3), 355–375. https://doi.org/10.5465/amr.2010.0146.

Amstad, F. T., Meier, L. L., Fasel, U., Elfering, A., & Semmer, N. K. (2011). A meta-analysis of work-family conflict and various outcomes with a special emphasis on cross-domain versus matching-domain relations. *Journal of Occupational Health Psychology, 16*(2), 151–169. https://doi.org/10.1037/a0022170.

Anding, J. E., Rohrle, B., Grieshop, M., Schucking, B., & Christiansen, H. (2016). Couple comorbidity and correlates of postnatal depressive symptoms in mothers and fathers in the first two weeks following delivery. *Journal of Affective Disorders, 190*, 300–309. https://doi.org/10.1016/j.jad.2015.10.033.

Ashman, S.B., Dawson, G., & Panagiotides, H (2008). Trajectories of maternal depression over 7 years: Relations with child psychophysiology and behavior and role of contextual risks. *Development and psychopathology.* (20), 55–77.

Ashman, S.B., Dawson, G., Panagiotides, H.,Yamada, E., & Wilkinson, C.W. (2002). Stress hormone levels of children of depressed mothers. *Development and psychopathology.* (14), 333–349.

Augustine, J. M., & Crosnoe, R. (2010). Mothers' depression and educational attainment and their children's academic trajectories. *Journal of Health and Social Behavior, 51*(3), 274–290. https://doi.org/10.1177/0022146510377757.

Bakker, A. B., Westman, M., & van Hetty Emmerik, I. J. (2009). Advancements in crossover theory. *Journal of Managerial Psychology, 24*(3), 206–219. https://doi.org/10.1108/02683940910939304.

Bakker, A.B. & Demerouti, E. (2013). The Spillover-Crossover model. In J.G. Grzywacz & E. Demerouti (Ed.), *New Frontiers in Work and Family Research* (pp. 54–70). Hove: Psychology Press.

Bayley, J. & Phipps, D. (2018). Real Impact. Impact Literacy Workbook. Retrieved from https://www.emeraldgrouppublishing.com/tk/RealWorldImpact.

Beardslee, W. R., Keller, M. B., Lavori, P. W., Staley, J., & Sacks, N. (1993). The impact of parental affective disorder on depression in offspring: a longitudinal follow-up in a nonreferred sample. *Journal of the American Academy of Child and Adolescent Psychiatry, 32*(4), 723–730. https://doi.org/10.1097/00004583-199307000-00004.

© Der/die Herausgeber bzw. der/die Autor(en), exklusiv lizenziert durch Springer Fachmedien Wiesbaden GmbH, ein Teil von Springer Nature 2020
H. Christiansen et al., *Kinder von Eltern mit psychischen Erkrankungen,* essentials, https://doi.org/10.1007/978-3-658-30519-2

Beardslee, W. R., Versage, E. M., & Gladstone, T. R. (1998). Children of affectively ill parents: a review of the past 10 years. *Journal of the American Academy of Child and Adolescent Psychiatry, 37*(11), 1134–1141.

Beardslee, W.R., Schultz, L.H., & Selman, R.L. (1987). Level of social-cognitive development, adaptive functioning, and DSM-III diagnoses in adolescent offspring of parents with affective disorders: Implications of the development of the capacity for mutuality. *Developmental psychology.* (23), 807–815.

Bee, P., Bower, P., Byford, S., Churchill, R., Calam, R., Stallard, P., … Abel, K. (2014). The clinical effectiveness, cost-effectiveness and acceptability of community-based interventions aimed at improving or maintaining quality of life in children of parents with serious mental illness: a systematic review. *Health Technology Assessment (Winchester, England), 18*(8), 1–250. https://doi.org/10.3310/hta18080.

Bifulco, A., Moran, P.M., Ball, C., Jacobs, C., Baines, R., Bunn, A., et al. (2002). Childhood adversity, parental vulnerability and disorder: Examining intergenerational transmission of risk. *Journal of Child Psychology and Psychiatry.* (43), 1075–1086.

Bijl, R.V., Cuijpers, P., Smit, F. (2002). Psychiatric disorders in adult children of parents with a history of psychopathology. *Soc Psychiatry Psychiatr Epidemiol.* (37), 7–12.

Birmaher, B., Axelson, D., Monk, K., Kalas, C., Goldstein, B., Hickey, M.B., et al. (2009). Lifetime psychiatric disorders in school-aged offspring of parents with bipolar disorder: the Pittsburgh Bipolar Offspring Study. *Archives of general psychiatry.* (66), 287–296.

Christiansen, H. (2012a). *Prävalenz Kinder psychisch krankerEltern.* DGPS, Bielefeld.

Christiansen, H. (2012b). Wieso ist Papa so komisch? *Fiduz.* (29), 18–19.

Christiansen, H., Bauer, A., Fatima, B., Goodyear, M., Lund, I. O., Zechmeister-Koss, I., & Paul, J. L. (2019). Improving Identification and Child-Focused Collaborative Care for Children of Parents With a Mental Illness in Tyrol, Austria. *Frontiers in Psychiatry, 10*, 233. https://doi.org/10.3389/fpsyt.2019.00233.

Christiansen, H., Reck, C., Zietlow, A.-L., Otto, K., Steinmayr, R., Wirthwein, L., … Schwenck, C. (2019). Children of Mentally Ill Parents at Risk Evaluation (COMPARE): Design and Methods of a Randomized Controlled Multicenter Study-Part I. *Frontiers in Psychiatry, 10*, 128. https://doi.org/10.3389/fpsyt.2019.00128.

Chronis, A. M., Lahey, B. B., Pelham, W. E., Williams, S. H., Baumann, B. L., Kipp, H., … Rathouz, P. J. (2007). Maternal depression and early positive parenting predict future conduct problems in young children with attention-deficit/hyperactivity disorder. *Developmental Psychology, 43*(1), 70–82. https://doi.org/10.1037/0012-1649.43.1.70.

Clark, D.B., Cornelius, J., Wood, D., & Vanyukov, M. (2004). Psychopathology risk transmission in children of parents with substance use disorders. *American Journal of Psychiatry.* (161), 685–691.

Clemens, V., Berthold, O., Fegert, J. M., & Kölch, M. (2018). Kinder psychisch erkrankter Eltern: Auch ein Thema im Rahmen des Kinderschutzes [Children of mentally ill parents: Also a topic in the context of child protection]. *Der Nervenarzt.* Advance online publication. https://doi.org/10.1007/s00115-018-0561-x.

Compas, B. E., Champion, J. E., Forehand, R., Cole, D. A., Reeslund, K. L., Fear, J., … Roberts, L. (2010). Coping and parenting: Mediators of 12-month outcomes of a family group cognitive-behavioral preventive intervention with families of depressed parents. *Journal of Consulting and Clinical Psychology, 78*(5), 623–634. https://doi.org/10.1037/a0020459.

Connell, A. M., & Goodman, S. H. (2002). The association between psychopathology in fathers versus mothers and children's internalizing and externalizing behavior problems: a meta-analysis. *Psychological Bulletin, 128*(5), 746–773.

Costello, E.J., Compton, S.N., Keeler, G., & Angold, A. (2003). Relationships between poverty and psychopathology: a natural experiment. *JAMA.* (290), 2023–2029.

Cuijpers, P., Weitz, E., Karyotaki, E., Garber, J., & Andersson, G. (2015). The effects of psychological treatment of maternal depression on children and parental functioning: a meta-analysis. *European Child & Adolescent Psychiatry, 24*(2), 237–245. https://doi.org/10.1007/s00787-014-0660-6.

Duggal, S., Carlson, E., Sroufe, L.A., & Egeland, B. (2001). Depressive symptomatology in childhood and adolescence. *Development and psychopathology.* (13), 143–164.

Eisenberg, N., & Spinrad, T. L. (2004). Emotion-related regulation: Sharpening the definition. *Child Development, 75*(2), 334–339. https://doi.org/10.1111/j.1467-8624.2004.00674.x.

Elgar, F.J., Mills, R.S.L., McGrath, P.J., Waschbusch, D.A., & Brownridge, D.A. (2007). Maternal and paternal depressive symptoms and child maladjustment: The mediating role of parental behavior. *Journal of abnormal child psychology.* (35), 943–955.

Findlay, L. C., Girardi, A., & Coplan, R. J. (2006). Links between empathy, social behavior, and social understanding in early childhood. *Early Childhood Research Quarterly, 21*(3), 347–359. https://doi.org/10.1016/j.ecresq.2006.07.009.

Fossati, P. (2012). Neural correlates of emotion processing: From emotional to social brain. *European Neuropsychopharmacology: the Journal of the European College of Neuropsychopharmacology, 22 Suppl 3*, S487-91. https://doi.org/10.1016/j.euroneuro.2012.07.008.

Foster, C. E., Webster, M. C., Weissman, M. M., Pilowsky, D. J., Wickramaratne, P. J., Rush, A. J., … King, C. A. (2008). Course and Severity of Maternal Depression: Associations with Family Functioning and Child Adjustment. *Journal of Youth and Adolescence, 37*(8), 906–916. https://doi.org/10.1007/s10964-007-9216-0.

Fraser, C., James, E.L., Anderson, K., Lloyd, D., & Judd, F. (2006). Intervention programs for children of parents with a mental illness: A critical review. *International Journal of Mental Health Promotion.* (8), 9–20.

Fratzscher, M. (2016). *Verteilungskampf: Warum Deutschland immer ungleicher wird.* München: Hanser.

Garber, J., Ciesla, J. A., McCauley, E., Diamond, G., & Schloredt, K. A. (2011). Remission of depression in parents: links to healthy functioning in their children. *Child Development, 82*(1), 226–243. https://doi.org/10.1111/j.1467-8624.2010.01552.x.

Garber, J., & Cole, D. A. (2010). Intergenerational transmission of depression: a launch and grow model of change across adolescence. *Development and Psychopathology, 22*(4), 819–830. https://doi.org/10.1017/S0954579410000489.

Gilbert, A. L., Balio, C., & Bauer, N. S. (2017). Making the Legal and Ethical Case for Universal Screening for Postpartum Mood and Anxiety Disorders in Pediatric Primary Care. *Current Problems in Pediatric and Adolescent Health Care, 47*(10), 267–277. https://doi.org/10.1016/j.cppeds.2017.08.001

Gladstone, B. M., Boydell, K. M., Seeman, M. V., & McKeever, P. D. (2011). Children's experiences of parental mental illness: A literature review. *Early Intervention in Psychiatry, 5*(4), 271–289. https://doi.org/10.1111/j.1751-7893.2011.00287.x.

Gladstone, B.M., Boydell, K.M., & McKeever, P.M. (2006). Recasting research into children's experiences of parental mental illness: Beyond risk and resilience. *Social Science and Medicine.* (62), 2540–2550.

Goodman, S. H. (2007). Depression in mothers. *Annual Review of Clinical Psychology.* (3), 107–135.

Goodman, S. H., & Gotlib, I. H. (1999). Risk for psychopathology in the children of depressed mothers: a developmental model for understanding mechanisms of transmission. *Psychological Review, 106*(3), 458–490.

Goodyear, M., Hill, T.-L., Allchin, B., McCormick, F., Hine, R., Cuff, R., & O'Hanlon, B. (2015). Standards of practice for the adult mental health workforce: Meeting the needs of families where a parent has a mental illness. *International Journal of Mental Health Nursing, 24*(2), 169–180. https://doi.org/10.1111/inm.12120.

Goodyear, M., Obradovic, A., Allchin, B., Cuff, R., McCormick, F., & Cosgriff, C. (2015). Building capacity for cross-sectorial approaches to the care of families where a parent has a mental illness. *Advances in Mental Health, 13*(2), 153–164. https://doi.org/10.108 0/18387357.2015.1063972.

Gopfert, M., Webster, J., & Seeman, M.V. (2004). *Parental Psychiatric Disorder: Distressed Parents and their Families (2nd edition).* Cambridge: Cambridge University Press.

Gross, J. J. (1998). The emerging field of emotion regulation: An integrative review. *Review of General Psychology, 2*(3), 271–299. https://doi.org/10.1037/1089-2680.2.3.271.

Halligan, S.L., Murray, L., Martins, C., & Cooper, P.J. (2007). Maternal depression and psychiatric outcomes in adolescent offspring: A 13-year longitudinal study. *Journal of affective disorders.* (97), 145–154.

Harnish, J.D., Dodge, K.A., & Valente, E. (1995). Mother-child interaction quality as a partial mediator of the roles of maternal depressive symptomatology and socioeconomic status in the development of child behavior problems. *Child development.* (66), 739–753.

Hipwell, A.E., Goossens, F.A., Melhuish, E.C., & Kumar, R. (2000). Severe maternal psychopathology and infant-mother attachment. *Development and psychopathology.* (12), 157–175.

Horwitz, S.M., Briggs-Gowan, M.J., Storfer-Isser, A., & Carter, A.S. (2007). Persistence of maternal depressive symptoms throughout the early years of childhood. *Journal of Women's Health.* (16), 678–691.

Hosman, C.M.H., van Doesum, K.T.M., & van Santvoort, F. (2009). Prevention of emotional problems and psychiatric risks in children of parents with a mental illness in the Netherlands: I. The scientific basis to a comprehensive approach. *Australian E-Journal for the Advancement of Mental Health.* (8(3)), 250–263. Retrieved from http://amh.e-contentmanagement.com/archives/vol/8/issue/3/article/3514/prevention-of-emotioanl-problems-and-psychiatric.

Jahoda, M. (1986). *Wieviel Arbeit braucht der Mensch? Arbeit und Arbeitslosigkeit im 20. Jahrhundert* ([3. Aufl.]). *Beltz-Bewusstsein.* Weinheim, Basel: Beltz.

Kane, P., & Garber, J. (2004). The relations among depression in fathers, children's psychopathology, and father-child conflict: A meta-analysis. *Clinical Psychology Review, 24*(3), 339–360. https://doi.org/10.1016/j.cpr.2004.03.004.

Kersten-Alvarez, L. E., Hosman, C. M.H., Riksen-Walraven, J. M., van Doesum, K. T.M., & Hoefnagels, C. (2011). Which preventive interventions effectively enhance depressed mothers' sensitivity? A meta-analysis. *Infant Mental Health Journal, 32*(3), 362–376. https://doi.org/10.1002/imhj.20301.

Kersten-Alvarez, L. E., Hosman, C. M. H., Riksen-Walraven, J. M., van Doesum, Karin T M, & Hoefnagels, C. (2010). Long-term effects of a home-visiting intervention for depressed mothers and their infants. *Journal of Child Psychology and Psychiatry, and Allied Disciplines, 51*(10), 1160–1170. https://doi.org/10.1111/j.1469-7610.2010.02268.x.

Kessler, R. C., Berglund, P., Demler, O., Jin, R., Merikangas, K. R., & Walters, E. E. (2005). Lifetime prevalence and age-of-onset distributions of DSM-IV disorders in the National Comorbidity Survey Replication. *Archives of General Psychiatry, 62*(6), 593–602. https://doi.org/10.1001/archpsyc.62.6.593.

Kessler, R.C., McLaughlin, K.A., Greif Green, J., Gruber, M.J., Sampson, N.A., Zaslavsky, A.M., Aguilar-Gaxiola, S., Alhamzwaiw, A.O., Alonso, J., Angermeyer, M., Benjet, C., Bromet, E., Chatterji, S., de Girolamo, G., Demyttenaere, K., Fayyad, J., Florescu, S., Gal, G., Gureje, O., Haro, J.M., Hu, C-y., Karam, E.G., Kawakami, N., Lee, S., Lépine, J.-P., Ormel, J., Posada-Villa, J., Sagar, R., Tsang, A., Üstün, T.B., Vassilev, S., Viana, M.C., & Williams, D.R. (2010). Childhood adversities and adult psychopathology in the WHO World Mental Health Surveys. *The British Journal of Psychiatry*. (197), 378–385.

Kim-Cohen, J., Caspi, A., Rutter, M., Tomás, M.P., & Moffitt, T.E. (2006). The caregiving environments provided to children by depressed mothers with or without an antisocial history. *American Journal of Psychiatry*. (163), 1009–1018.

Kingston, D., & Tough, S. (2014). Prenatal and postnatal maternal mental health and school-age child development: A systematic review. *Maternal and Child Health Journal, 18*(7), 1728–1741. https://doi.org/10.1007/s10995-013-1418-3.

Kluth, S., Stern, E., Trebes, J., & Freyberger, H.-J. (2010). Psychisch kranke jugendliche und erwachsene Mütter im Vergleich. Erste Ergebnisse aus dem Modellprojekt „Chancen für Kinder psychisch kranker und/oder suchtbelasteter Eltern". *Bundesgesundheitsblatt – Gesundheitsforschung – Gesundheitsschutz*. (53), 1119–1125.

Kret, M. E., & Ploeger, A. (2015). Emotion processing deficits: A liability spectrum providing insight into comorbidity of mental disorders. *Neuroscience and Biobehavioral Reviews, 52*, 153–171. https://doi.org/10.1016/j.neubiorev.2015.02.011.

Lauritzen, C., Reedtz, C., van Doesum, Karin T M, & Martinussen, M. (2014). Implementing new routines in adult mental health care to identify and support children of mentally ill parents. *BMC Health Services Research, 14*, 58. https://doi.org/10.1186/1472-6963-14-58.

Leinonen, J. A., Solantaus, T. S., & Punamaki, R.-L. (2003). Parental mental health and children's adjustment: The quality of marital interaction and parenting as mediating factors. *Journal of Child Psychology and Psychiatry, 44*(2), 227–241. https://doi.org/10.1111/1469-7610.t01-1-00116.

Lenz, A. (2007). Kinder psychisch kranker Eltern – ein Überblick über Forschungsstand und Präventionsprogramme. In B. Röhrle (Ed.), *Prävention und Gesundheitsförderung. Bd. III: Kinder und Jugendliche* (pp. 519–556). Tübingen: DGVT-Verlag.

Lenz, C., & Schulz, S. (2008). *Das Risikopotenzial elterlicher psychischer Störungen für die Kinder – Eine Meta-Analyse.* (Diplomarbeit). Philipps-Universität Marburg, Marburg.

Lovejoy, M. C., Graczyk, P. A., O'Hare, E., & Neuman, G. (2000). Maternal depression and parenting behavior: a meta-analytic review. *Clinical Psychology Review, 20*(5), 561–592.

Maciejewski, D., Hillegers, M., & Penninx, B. (2018). Offspring of parents with mood disorders: Time for more transgenerational research, screening and preventive intervention for this high-risk population. *Current Opinion in Psychiatry, 31*(4), 349–357. https://doi.org/10.1097/YCO.0000000000000423.

Mattejat, F., & Remschmidt, H. (2008). The children of mentally ill parents. *Deutsches Ärzteblatt International, 105*(23), 413–418. https://doi.org/10.3238/arztebl.2008.0413.

Maughan, A., Cicchetti, D., Toth, S.L., & Rogosch, F.A. Early-occurring maternal depression and maternal negativity in predicting young children's emotion regulation and socioemotional difficulties. *Journal of abnormal child psychology.* (35), 685–703.

Maybery, D., & Reupert, A. (2006). Workforce capacity to respond to children whose parents have a mental illness. *The Australian and New Zealand Journal of Psychiatry, 40*(8), 657–664. https://doi.org/10.1080/j.1440-1614.2006.01865.x.

Maybery, D., & Reupert, A. E. (2018). The number of parents who are patients attending adult psychiatric services. *Current Opinion in Psychiatry, 31*(4), 358–362. https://doi.org/10.1097/YCO.0000000000000427.

Montgomery, P., Mossey, S., Bailey, P., & Forchuk, C. (2011). Mothers with serious mental illness: Their experience of "hitting bottom". *ISRN Nursing, 2011*, 708318. https://doi.org/10.5402/2011/708318.

Müller, A. D., Gjøde, I. C. T., Eigil, M. S., Busck, H., Bonne, M., Nordentoft, M., & Thorup, A. A. E. (2019). VIA Family-a family-based early intervention versus treatment as usual for familial high-risk children: A study protocol for a randomized clinical trial. *Trials, 20*(1), 112. https://doi.org/10.1186/s13063-019-3191-0.

Murray, L., Cooper, P., & Hipwell, A. (2003). Mental health of parents caring for infants. *Archives of Women's Mental Health.* (6), 71-S77.

Naughton, M. F. A., Maybery, D. J., & Goodyear, M. (2018). Prevalence of mental illness within families in a regional child-focussed mental health service. *International Journal of Mental Health Nursing, 27*(2), 901–910. https://doi.org/10.1111/inm.12386.

O'Connell, K. (2008). What Can We Learn? Adult Outcomes in Children of Seriously Mentally Ill Mothers. *Journal of Child and Adolescent Psychiatric Nursing.* (21), 89–104.

Pearson, R. M., Bornstein, M. H., Cordero, M., Scerif, G., Mahedy, L., Evans, J., … Stein, A. (2016). Maternal perinatal mental health and offspring academic achievement at age 16: The mediating role of childhood executive function. *Journal of Child Psychology and Psychiatry, and Allied Disciplines, 57*(4), 491–501. https://doi.org/10.1111/jcpp.12483.

Pilowsky, D. J., Wickramaratne, P., Poh, E., Hernandez, M., Batten, L. A., Flament, M. F., … Weissman, M. M. (2014). Psychopathology and functioning among children of treated depressed fathers and mothers. *Journal of Affective Disorders, 164*, 107–111. https://doi.org/10.1016/j.jad.2014.04.012.

Pilowsky, D. J., Wickramaratne, P., Talati, A., Tang, M., Hughes, C. W., Garber, J., … Weissman, M. M. (2008). Children of depressed mothers 1 year after the initiation of maternal treatment: findings from the STAR*D-Child Study. *The American Journal of Psychiatry, 165*(9), 1136–1147. https://doi.org/10.1176/appi.ajp.2008.07081286.

Pretis, M., & Dimova, A. (2008). Vulnerable children of mentally ill parents: towards evidence-based support for improving resilience. *Support for Learning.* (23), 152–159.

Rogosch, F.A., Cicchetti, D., & Toth, S.L. (2004). Expressed emotion in multiple sub-systems of the families of toddlers with depressed mothers. *Development and psychopathology.* (16), 689–706.

Röhrle, B. & Christiansen, H. (2009). Psychische Erkrankung eines Elternteils. In A. Lohaus & H. Domsch (Ed.), *Psychologische Förder- und Interventionsprogramme für das Kindes- und Jugendalter* (pp. 259–269). Heidelberg: Springer.

Rutter, M. (1999). Psychosocial adversity and child psychopathology. *British Journal of Psychiatry.* (174), 480–493.

Rutter, M. (2009). Understanding and testing risk mechanisms for mental disorders. *Journal of Child Psychology and Psychiatry.* (50), 44–52.

Rutter, M., & Quinton, D. Psychiatric disorder – ecological factors and concepts of causation. In H. McGurk (Ed.), *Ecological Factors in Human Development* (pp. 173–187). Amstserdam: North-Holland.

Sanders, M. R., Kirby, J. N., Tellegen, C. L., & Day, J. J. (2014). The Triple P-Positive Parenting Program: a systematic review and meta-analysis of a multi-level system of parenting support. *Clinical Psychology Review, 34*(4), 337–357. https://doi.org/10.1016/j.cpr.2014.04.003.

Schneider, S., In-Albon, T., Nuendel, B., & Margraf, J. (2013). Parental panic treatment reduces children's long-term psychopathology: a prospective longitudinal study. *Psychotherapy and Psychosomatics, 82*(5), 346–348. https://doi.org/10.1159/000350448.

Schwenck, C., Göhle, B., Hauf, J., Warnke, A., Freitag, C. M., & Schneider, W. (2013). Cognitive and emotional empathy in typically developing children: The influence of age, gender, and intelligence. *European Journal of Developmental Psychology, 11*(1), 63–76. https://doi.org/10.1080/17405629.2013.808994.

Shen, H., Magnusson, C., Rai, D., Lundberg, M., Lê-Scherban, F., Dalman, C., & Lee, B. K. (2016). Associations of Parental Depression With Child School Performance at Age 16 Years in Sweden. *JAMA Psychiatry, 73*(3), 239–246. https://doi.org/10.1001/jamapsychiatry.2015.2917.

Sidebotham, P. & Heron, J. (2006). Child maltreatment in the 'children of the nineties': A cohort study of risk factors. *Child Abuse & Neglect.* (30), 497–522.

Siegenthaler, E., Munder, T., & Egger, M. (2012). Effect of preventive interventions in mentally ill parents on the mental health of the offspring: systematic review and meta-analysis. *Journal of the American Academy of Child and Adolescent Psychiatry, 51*(1), 8. https://doi.org/10.1016/j.jaac.2011.10.018.

Stelzig-Schöler, R., Hasselbring, L., Yazdi, K., Thun-Hohenstein, L., Stuppäck, C., & Aichhorn, W. (2011). Incidence and risk factors for mental abnormalities in children of psychiatric inpatients. *Neuropsychiatry.* (25), 192–198.

Stracke, M., Gilbert, K., Kieser, M., Klose, C., Krisam, J., Ebert, D. D., … Christiansen, H. (2019). COMPARE Family (Children of Mentally Ill Parents at Risk Evaluation):

A Study Protocol for a Preventive Intervention for Children of Mentally Ill Parents (Triple P, Evidence-Based Program That Enhances Parentings Skills, in Addition to Gold-Standard CBT With the Mentally Ill Parent) in a Multicenter RCT—Part II. *Frontiers in Psychiatry*, *10*, 281. https://doi.org/10.3389/fpsyt.2019.00054.

Stracke, M., Gilbert, K., Kieser, M., Klose, C., Krisam, J., Ebert, D. D., Buntrock, C., Christiansen, H. (2019). COMPARE family (Children of Mentally Ill Parents At Risk Evaluation): A Study Protocol for a preventive intervention for children of mentally ill parents (Triple P, evidence-based program that enhances parentings skills, in addition to gold-standard CBT with the mentally ill parent) in a multicenter RCT – part II. *Frontiers in Psychiatry*.

Taylor, S., Haase-Casanovas, S., Weaver, T., Kidd, J., & Garralda, E. M. (2010). Child involvement in the paediatric consultation: A qualitative study of children and carers' views. *Child: Care, Health and Development*, *36*(5), 678–685. https://doi.org/10.1111/j.1365-2214.2010.01076.x.

Thanhäuser, M., Lemmer, G., Girolamo, G. de, & Christiansen, H. (2017). Do preventive interventions for children of mentally ill parents work? Results of a systematic review and meta-analysis. *Current Opinion in Psychiatry*, *30*(4), 283–299. https://doi.org/10.1097/YCO.0000000000000342.

Thorup, A. A. E., Hemager, N., Søndergaard, A., Gregersen, M., Prøsch, Å. K., Krantz, M. F., … Nordentoft, M. (2018). The Danish High Risk and Resilience Study-VIA 11: Study Protocol for the First Follow-Up of the VIA 7 Cohort -522 Children Born to Parents With Schizophrenia Spectrum Disorders or Bipolar Disorder and Controls Being Re-examined for the First Time at Age 11. *Frontiers in Psychiatry*, *9*, 661. https://doi.org/10.3389/fpsyt.2018.00661.

Thorup, A. A. E., Laursen, T. M., Munk-Olsen, T., Ranning, A., Mortensen, P. B., Plessen, K. J., & Nordentoft, M. (2018). Incidence of child and adolescent mental disorders in children aged 0-17 with familial high risk for severe mental illness – A Danish register study. *Schizophrenia Research*, *197*, 298–304. https://doi.org/10.1016/j.schres.2017.11.009.

Van Ijzendoorn, M.H., Goldberg, S., Kroonenberg, P.M., & Frenkel, O.J. (1992). The relative effects of maternal and child problems on the quality of attachment: a meta-analysis of attachment in clinical samples. *Child development*. (63), 840–858.

Van Loon, Linda M. A., Van de Ven, Monique O. M., Van Doesum, Karin T. M., Witteman, C. L. M., & Hosman, C. M. H. (2014). The Relation Between Parental Mental Illness and Adolescent Mental Health: The Role of Family Factors. *Journal of Child and Family Studies*, *23*(7), 1201–1214. https://doi.org/10.1007/s10826-013-9781-7.

Van Santvoort, F., Hosman, C. M. H., Janssens, Jan M A M, van Doesum, Karin T M, Reupert, A., & van Loon, Linda M A (2015). The Impact of Various Parental Mental Disorders on Children's Diagnoses: A Systematic Review. *Clinical Child and Family Psychology Review*, *18*(4), 281–299. https://doi.org/10.1007/s10567-015-0191-9.

Wagner, C. S., & Jonkers, K. (2017). Open countries have strong science. *Nature*, *550*(7674), 32–33. https://doi.org/10.1038/550032a.

Wahl, P., Bruland, D., Bauer, U., Okan, O., & Lenz, A. (2017). What are the family needs when a parent has mental health problems? Evidence from a systematic literature review. *Journal of Child and Adolescent Psychiatric Nursing: Official Publication of the Association of Child and Adolescent Psychiatric Nurses, Inc, 30*(1), 54–66. https://doi.org/10.1111/jcap.12171.

Weissman, M. M., Pilowsky, D. J., Wickramaratne, P. J., Talati, A., Wisniewski, S. R., Fava, M., … Rush, A. J. (2006). Remissions in maternal depression and child psychopathology: a STAR*D-child report. *JAMA, 295*(12), 1389–1398. https://doi.org/10.1001/jama.295.12.1389.

Wickramaratne, P., Gameroff, M. J., Pilowsky, D. J., Hughes, C. W., Garber, J., Malloy, E., … Weissman, M. M. (2011). Children of depressed mothers 1 year after remission of maternal depression: findings from the STAR*D-Child study. *The American Journal of Psychiatry, 168*(6), 593–602. https://doi.org/10.1176/appi.ajp.2010.10010032.

Wickramaratne, P.J. & Weissman, M.M. (1998). Onset of psychopathology in offspring by developmental phase and parental depression. *Journal of the American Academy of Child & Adolescent Psychiatry.* (37), 933–942.

Wille, N., Bettge, S., & Ravens-Sieberer, U. (2008). Risk and protective factors for children's and adolescents' mental health: results of the BELLA study. *European Child & Adolescent Psychiatry, 17 Suppl 1*, 133–147. https://doi.org/10.1007/s00787-008-1015-y.

Wilson, S., & Durbin, C. E. (2010). Effects of paternal depression on fathers' parenting behaviors: a meta-analytic review. *Clinical Psychology Review, 30*(2), 167–180. https://doi.org/10.1016/j.cpr.2009.10.007.